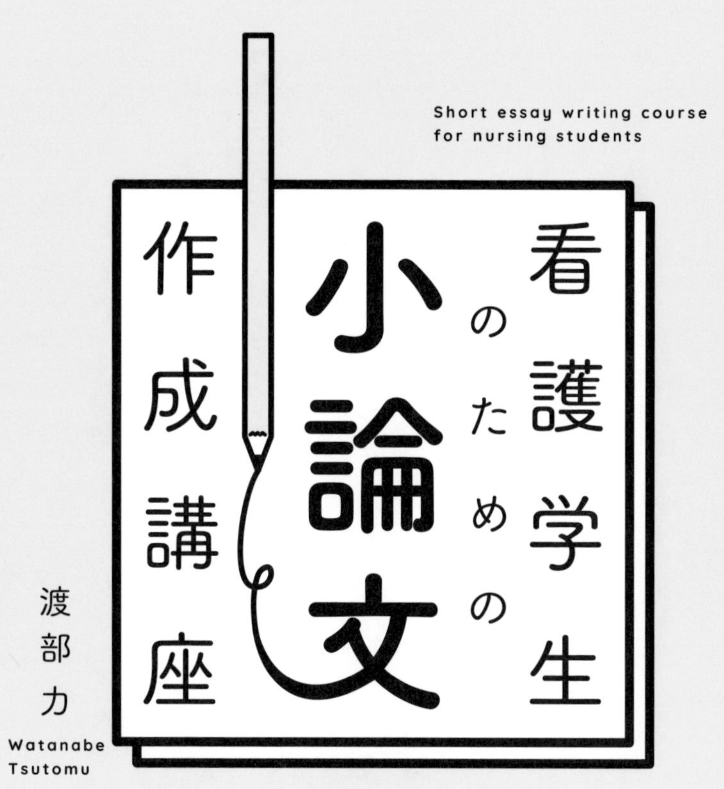

渡部力
Watanabe
Tsutomu

メヂカルフレンド社

まえがき

本書は、看護師を目指す学生たちが小論文をサクッと作成できるように書き下ろしたものです。

小論文の指導を求めて来室する学生の多くは、書くことに抵抗感を持っています。「書くのは苦手です。」「作文は高校を卒業してから書いていません。」と言う学生もいます。このような学生に共通していることは、小論文は、日常の会話や授業レポートと別物だと考えていることです。みなさんはどうですか。同じ認識ですか？　書くことの目的は、読み手にわかりやすく考えを伝えることにあります。会話やレポートと同様に、自分の考えを聞き手や読み手に伝えることを目的としています。書くことも話すことも目的は同じなのです。

では、会話と文章とでは何が違うのでしょうか？　話している時は聞き手の表情やしぐさに応じて言葉を選び、身振りを交えながら伝わるように工夫しています。その最たるものがアイコンタクトではないでしょうか。私たちが日常の会話でごく自然に行っている行為です。しかし、文章では、身振りやアイコンタクトはできません。これらに替わって、伝わりやすさ・わかりやすさを担保しているのが言葉や表現方法です。

ある作品の冒頭の一文です。「親譲りの無鉄砲で子供の時から損ばかりしている。」読み手はこの一文から、ある状況を思い浮かべることと思います。（無鉄砲な子どもが主人公なのか？　親に似ているんだ。どんな無鉄砲？　損って何？　なぜ無鉄砲するの？　この話どう展開する？　：常体・口語体表記）など、想像が駆け巡り、疑問がわくのではないでしょうか。第１文の続きです。「小学校に居る時分学校の二階から飛び降りて一週間ほど腰を抜かした事がある。なぜそんな無闇をしたと聞く人があるかもしれぬ。」まるで読み手の想像や疑問に答えるかのように書かれています。これは、夏目漱石の『坊っちゃん』の冒頭の３文です。

優れた文章は、読み手に必要な情報を提供しながら展開しています。文豪、夏目漱石だからできた文章というわけではありません。読み手の心を見透かしたような文章はどのようにできているのでしょう。第１文の状況（情景）を補うように第２文以降が書かれているだけのことです。これはだれにでもできるスキルです。本文で詳しく説明していきます。

私は日頃から、言葉や文字は分身であると話しています。その人の内面が、言葉や文字を借りて他者と心を通わせるものであると。話すことも書くことも、自分自身の考えを伝えることが目的です。会話をするときの他者への配慮や思いやりは、文章でも求められます。わかりやすく伝えるスキルを身につけ、配慮や気遣いが適切な言葉や表現となり、読み手や採用者にアピールできる小論文を作成しましょう。

本書は、看護実習での経験を意味づけ・価値づけした小論文と基本的な文章表現スキルからなる小論文の解説書です。看護師を目指している看護学生の皆さんにぜひ読んでいただきたいと考えています。

一番の特徴は、看護実習を振り返り、経験を意味づけ・価値づけながら文章を作成していることです。看護師としての成長には、振り返りを通し、自分の言葉で看護を語る積み重ねが必要です。ここで取り上げている文章・小論文には、実習や座学等の経験を再構築しながら得られた気づきや顕在化できた知見があります。振り返りと推敲を重ね、学生が書き上げたものです。出来上がった小論文とともに、初稿あるいは作成途中の文章も載せ、小論文に仕上げていく過程をわかりやすく解説しています。小論文の優劣を左右する「伝わる文章」を書くヒントが満載です。

志望する病院から届く内定通知は、その後の学生生活に活力を与え、国家試験への大きな励ましとなっています。本書を参考に夢をかなえてください。

本書の発刊に当たって、小論文を提供してくれた本学の学生の皆さんに感謝します。拙稿に目を通してくださった看護学科の北山玲子先生、本書の出版までの橋渡しをしてくださった目黒悟先生、編集の労を取ってくださったメヂカルフレンド社の齋藤公泰さん、塚田彌生さん、羽鹿敦雄さんに心から感謝いたします。

2021年6月

渡部　力

本 書 の 特 徴

1 履歴書、面接等との関連を図った小論文対策にしています。

2 演習を通して文章力をアップし、小論文にする要点を示しています。

3 具体例を示し、文章を小論文に仕上げていく過程を説明しています。

：初稿（指導を受ける前の文章）、作成過程の文章、２稿（推敲後の文章）、例文（筆者作成）を収めています。

（※例文中に文章番号を示す丸数字（ 1 など）がある場合、段落のはじめの文頭が便宜上2マス空いております。）

4 看護実習での経験を振り返り、意味づけ・価値づけた小論文の書き方を示しています。

5 就職試験対策への心構えや取り組みについて、学生の声を収めています。

目次

第 I 章 小論文の基礎・基本

第 2 章 小論文に仕上げるまでの過程

第 3 章 例文と添削のポイント

表紙デザイン・本文デザイン／岩永香穂（MOAI）
イラスト／オノデラコージ

第 I 章

小論文の基礎・基本

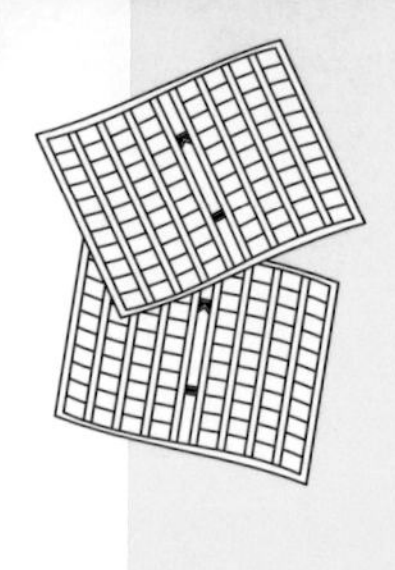

書き始めの小論文

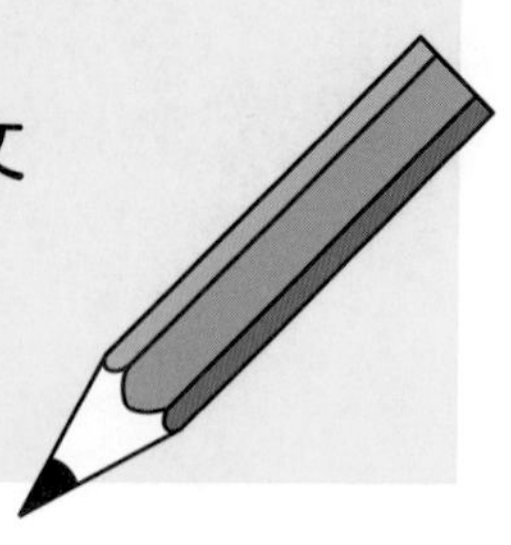

一緒にウオームアップからはじめましょう。

チェックを入れながら読んでみよう

個別指導を求めて来所した学生が書いた文章です。小論文対策を本格始動した3年生の1月、はじめて小論文を意識して書きました。テーマは「目指す看護師像」です。字数はおよそ800字以内としています。赤ペンを持ち、あなたなりのチェックを入れながら読んでみましょう。ちなみに、この学生が志望する病院の採用試験は当初6月中旬でした。

なお、文中にある数字は、何文目の文かわかるように段落ごとに連番で付しています。

テーマ 目指す看護師像【初稿】 30分／800字

[1]私は、高い専門性を有する看護師となり、どんな状況にも臨機応変に対応できることができるようになりたい。[2]看護師は失敗が許されない職業であり、小さなミスが重大な事故につながることがある。[3]そのためにも、知識や技術がきちんと備わっていることが、患者さんにとってもその家族にとっても安全で安心な看護を提供することができると考え

る。

[1]はじめに、大学で学んだことは基礎でしかない。[2]自分が看護師となった時、医療技術や科学技術の発展とともに、常に新しい知識や技術は求められる。[3]病院で最善の治療を行えるように、研修に積極的に参加して、看護師としてのスキルアップに努めたいと考える。

[1]次に、多職種との連携について述べる。[2]私は、整形外科で実習を行った。[3]そこでは、患者様のリハビリテーションの内容や進行度を電子カルテ上で理学療法士と看護師が共有を行っていた。[4]看護師は、理学療法士から得た情報をもとに、患者様の移動手段を工夫し、自立度の向上に努めていた。[5]看護師が多職種の方から別の観点で患者様の情報を知ることで、よりよい看護につながることを学べた。[6]このような経験から、私は多職種との連携は必要不可欠であると考えた。

[1]私が目指す看護師像は、患者様やその家族にとって、安心で安全な看護を提供することができる。[2]また、病院の信頼にもつながると考える。[3]私が目指す看護師像の実現に向けて日々精進したい。

入れたチェックをふまえ、書き直した文章を読んでみましょう。

テーマ **目指す看護師像【2稿】** 30分／800字

[1]私は、高い専門性を有する看護師となり、どのような状況にも臨機応変に対応できる看護師を目指している。[2]知識

や技術を十分に身につけ、患者様を理解し、病態等に適切に対応できるようになりたいと考えている。[3]そのために、私は研修を重ねるとともに、多職種との連携を図ることを通して、目指す看護師の実現に努めたい。

[1]はじめに、研修について述べる。[2]自分が看護師となった時、医療技術や科学技術の発展に伴い、看護師には、新しい知識や技術が求められる。[3]病院で最善の治療を行えるように、学会等の外部の研修に参加し、最先端の知識や技術を身につけたい。[4]また、日常的に行われる病院内での学習会や医師、先輩看護師等からの指導内容を身につけるために、自己研修に励む。[5]このように、看護師として日々精進し、患者様に質の高い看護を提供できる看護師を目指す。

[1]次に、多職種と連携することの重要性について述べる。[2]私は、成人看護実習で整形外科病棟に配置された。[3]そこでは、看護師が理学療法士と電子カルテで情報を共有していた。[4]カルテには、回復状況に応じた移動方法についての所見があった。[5]看護師はこの情報をもとに、車椅子に依存傾向が強かった患者様に対して、松葉杖の使用を促していた。[6]また、ただ促すだけではなく、看護師の表情や言葉は穏やかで患者様の不安を取り除く配慮にあふれていた。[7]患者様を一番に理解している看護師の対応と、理学療法士の所見がなければ、病棟での生活は車椅子から離れられないものになっていたに違いない。[8]情報の共有がよりよい看護につながることを目の当たりにした。[9]そして、多職種との連携は必要不可欠であることを学んだ。

> [1] 私は、高い専門性を有する看護師を目指している。[2] 自己研修に努め、多職種と連携を図りながら目指す看護師に近づいていきたい。[3] そうすることで、安全で安心な看護を患者様やその家族に提供することができると考える。

初稿についての学生本人の評価は、「まとまりがない。書きたいことが整理されていない」でした。一方、2稿の文章について、「全然違います。小論文らしくなってきた」と話しています。小論文らしく仕上がってきたことを実感しています。皆さんも違いを感じることができたと思います。

では、違いのある文章はどのようにして出来上がったのでしょうか。みなさんのチェックと比較してみてください。先に結論を述べます。2点挙げます。

1点目は、学生本人が日常の学修で得た知識と実習中の看護行為を関連づけながら、看護を自分の言葉で再構築したことです。2点目は、小論文の要点や表現方法を身につけ、活用を図ったことです。このことによって自分の考えが明確になってきたのです。

このように、みなさんも自分の文章を小論文にブラッシュアップすることができます。本書には、学生が手応えを感じた小論文と個別指導・添削の具体を示しています。本書を参考に、夢を実現するための小論文の作成に取り組んでみましょう。この学生が作成した最終稿、また筆者作成の例文に至るまでの過程は第2章の58～61ページにあります。

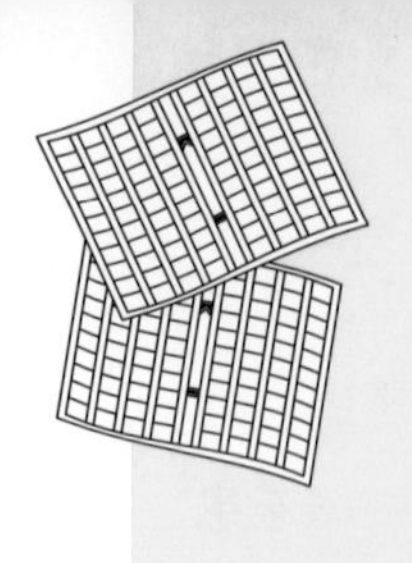

わかりやすい文章

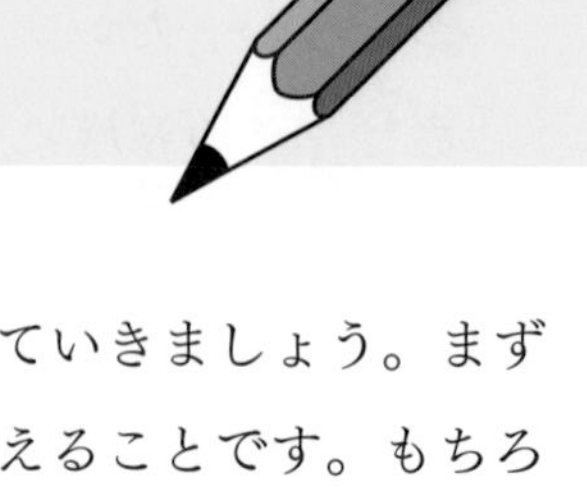

小論文に仕上げていく方法について述べていきましょう。まずは、文章を書く時の要点をしっかりと押さえることです。もちろん、簡潔でわかりやすい文章にするための要点ということになります。

簡潔でわかりやすい文章にするための要点

POINT

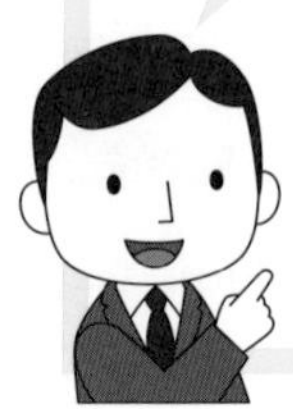

Ⅰ 一文は短く書く。
㋐ 第1文は、第2文を規定する。
㋑ 第3文で前の文をくくる。

短文をつくりながらこれらの要点について説明します。日頃学生に提示する短文づくりの課題です。

課題 今日の天気を三文で表現しよう

AとBの文章を読み比べながら皆さんもやってみましょう。説明の便宜上、各文の前に数字を付しています。「1 ○○は、～」とあれば、この文は第1文ということです。

A

1 今日は快晴です。
2 朝から暑いです。
3 暑い日が続いています。

B

1 今日も強い日差しが照りつけています。
2 日傘やハンカチ、ペットボトルなどを持ち歩く人が多くなりました。
3 一日も早く涼しい季節になってほしいと願っています。

Ａの文章は、「快晴で朝から暑い。それが数日続いている」事実を列挙しています。書き手の意識は、空と気温、それに連続している日数に向いていることがわかります。Ｂの文章も晴れて暑いことを伝えています。しかし、Ａの文章と異なることが二つあります。

文と文のつながりを整える

一つは、意識が他にも向いていることです。「日傘、ハンカチ、ペットボトル」の言葉を借りて、「照りつける強い日差し」を説明しています。第２文が第１文を説明することによって、暑さが景色で語られるようになりました。第１文を受けて第２文が書かれていることが大きな違いです。これが、要点に示した「㋐第１文は、第２文を規定する」ことです。取り上げた状況・事実を説明することで、聞き手の想像を促し、情報が伝わりやすくなります。本書の「はじめに」で、夏目漱石の『坊っちゃん』の冒頭３文を引用しました。まさにこのことです。身振り手振りを使わず、アイコンタクトもとらずに、相手に伝わる文章にする極意の一つは、文と文のつながりを整えることにあります。

書き手の考えを述べる

もう一つの違いは、第１文と第２文の状況・事実を受け、第３文で書き手の考えを述べていることです。天気というお題で取り上げた状況・事実（強い日差し）に対し、書き手の考え（一日も早く涼しくなってほしい）で結んでいます。要点のⓘ「第３文で前の文をくくる」とは、取り上げた状況・事実に説明を加え、最後に見解を述べることなのです。叙述は描写と説明の糾(あざ)える縄(なわ)の如し、と言えます。もちろん、一つの段落を４文や５文で構成することもあるでしょう。その場合でも、最後の一文は、前の文を受けてくくります。

冒頭で、書くことも話すことも相手にわかりやすく伝えることがその目的であると述べました。小論文は、具体的な状況・事実を示し、書き手の考えを述べる文章であることを押さえてください。ここまで読んできた皆さんは、日常の会話でも意識するようになるでしょう。例文Aのように事実を列挙して終わるのではなく、状況・事実に対しての考えを述べることに慣れてほしいと願っています。

繰り返します。「①一文を短く書く。②第１文は、第２文を規定する。③第３文で前の文をくくる。」こうすることによって、具体的な事実や状況が伝わるとともに、書き手の考えが示され、小論文の体裁に近づきます。

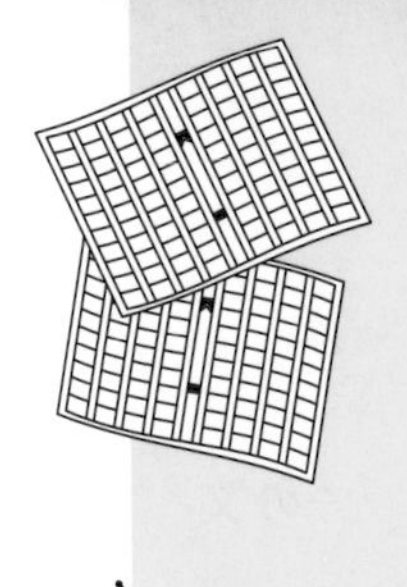

小論文の構成

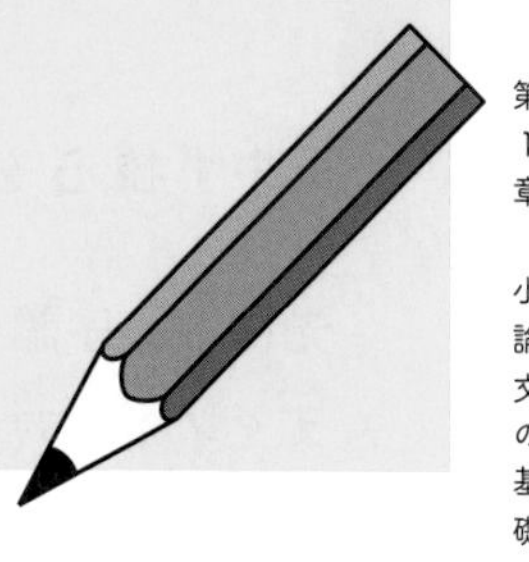

次に、インパクトのある小論文の特徴を覚えましょう。

小論文は、双括型の三段（序論・本論・結論）構成に

看護職の採用試験問題での小論文は、「テーマ型」が主流です。小論文のテーマが示され、そのテーマについて所見（自分の考え）を述べるようになっています。

小論文は、序論・本論・結論の三段構成にするとよいでしょう。一般的に、序論は本論への導入として最初に述べる部分、本論は、小論文の中心となる部分、結論は最終的な判断になる部分です。この三段が筋道を通して述べられた文章になった時、文章はさらに小論文に近づいていくのです。

POINT

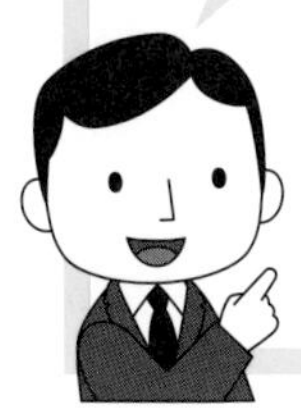

1 序論：核心部分を述べる。
2 本論：具体例を示し、核心部分の根拠とする。
3 結論：核心部分を再度結論づける。

◎ まず核心を述べることに慣れよう

先ほど、序論と結論で核心部分を述べると書きました。この文章スタイルを双括型と言います。日本人は、先に結論を話すことに慣れていないと言われます。動詞が文末に来る日本語の特徴ゆえの傾向かもしれません。ズバリ話す言語感覚を持ち合わせていないあなたも、馴染んでいないあなたも、小論文では、先にズバリ核心を述べましょう。授業で課されるレポートは、腕を上げる絶好の機会です。日々の学習において、結論を先に述べることを心がけましょう。

志望する病院の過去問を調べてください。採用者は、「あなたの看護観について述べなさい」「今後、地域医療にとって重要なことは何か」「給料を得ることとはどういうことか」などのテーマを出し、あなたの考えを求めています。核心部分を先に述べることに慣れましょう。コロナ禍の状況では、「感染予防対策」「衛生管理マニュアル」など、喫緊の課題を想定し、準備することも必要です。

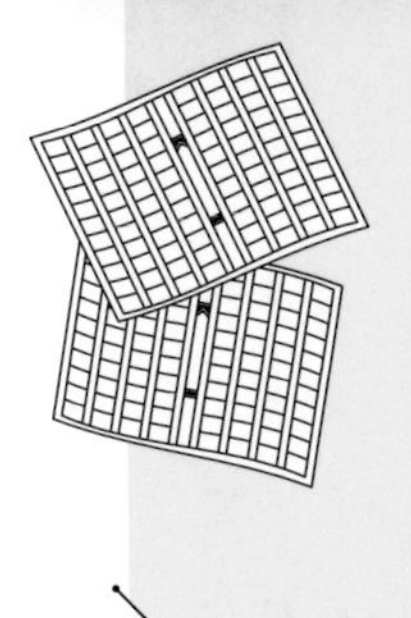

小論文の構想

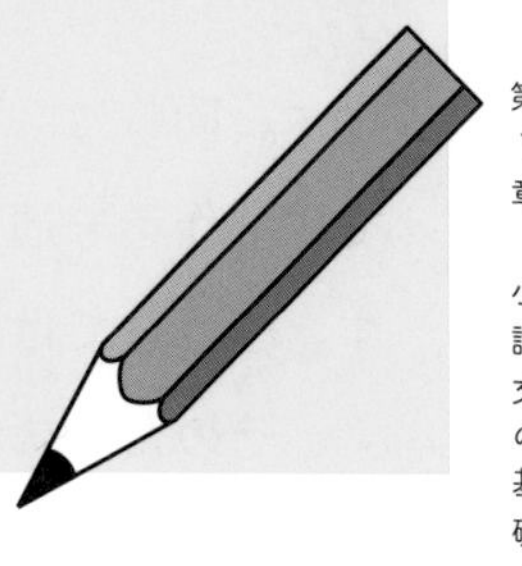

次のステップに進みましょう。

核心部分を先に述べる

「文章の構想を練る」段階に進んできました。日頃学生に出している課題をもとに一緒に考えていきましょう。挑戦してみてください。

課題 家族と一緒にしたことをメモしよう

思い出すままにメモしてください。お題（テーマ）を中心に書き、思い出す事柄を書き込んでいきます。関連する事柄であれば線でつないでいきましょう。関連がなければ中心に置いたお題から新しい線を引き、別のつながりをつくっていきます。

ウェビングマップを作成しよう

ウェビングとは？

この方法は思考ツールの一つで、ウェビング*と言います。思考が広がるとともにお題に関連する事柄を拾い上げることができ

*：web→「クモの巣状」という意味

ます。同時に、軽重をつけ、考えを整理することに向いたスキルです。作業を通してお題に対する視点を明確にすることができます。小論文では、看護観や強みが表出するように論じたいものです。そのためには、多様な経験を整理し、考えたことや得られた知見を明らかにして述べていく必要があります。以下の文章は、作業（演習）後に読んでください。思考し、整理する時間が非常に重要です。

では、ウェビングマップを具体的に説明していきます。「思考の拡散と思考の収斂」を同時に味わってください。下図は、ある学生のウェビングマップです（図1）。

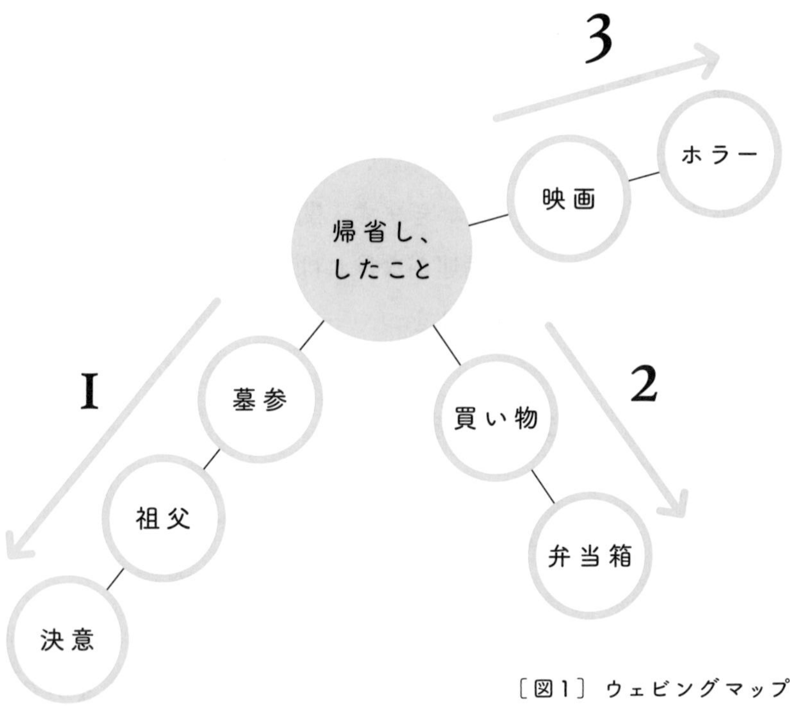

［図1］ウェビングマップ

学生と筆者との関係はこうです。質問をし、聞き取っている筆者に学生が説明し、二人でワードを記録しています。**図1**は、このようにして出来上がったウェビングマップです。

矢印の番号は、学生が思い出した順番を表しています。はじめに思い出したのは墓参りです。昨年祖父が亡くなってから初めてのお盆（新盆）を迎え、家族でお参りしたそうです。かわいがってもらった祖父に感謝し、国家試験に合格して志望の病院に入職することを誓ったそうです。このことをキーワードにしてつないだのが矢印1になります。この手順で、思い出したことを記したものが矢印2と矢印3です。スーパーに買い物に出かけ、そこで新しい弁当箱を買ってもらったこと、毎日手作りの弁当を持って登校していることを聞きました。矢印3は家族共通の趣味について取り上げています。涼を求めてホラー映画を見たそうです。以上のように、「帰省し、したこと」で取り上げられたのは3つの事柄です。事柄の一つ一つ、例えば墓参や弁当箱などをワードと呼ぶことにします。

◎ 読み手を意識した題材選択に有効！

ここで、筆者と学生の関係を変えてみます。学生が話す対象を教員から交際相手にしてみましょう。この場合、学生はどの事柄について話すでしょうか。この学生は、母に買ってもらった弁当箱を躊躇なく選びました。なぜなら、時々お弁当をつくってほしいと頼むからです。彼女との会話にはふさわしい事柄です（さりげなく、アタックしていますね。この時の予感は的中でした。二人はめでたく結婚します）。このように、私たちは、話す相手や読む対象によって柄）を変えています。しかも、明確な理由を伴って事柄が選択されています。

では次に、話す対象を試験官にしましょう。面接で、「帰省し、したことは？」と聞かれた場合、何を答えるか考えてみましょう。この学生は、墓参りをし、祖父に誓った決意を話すというのです。いかがでしょうか。ふさわしい事柄と思いますか。そうです。面接にふさわしい内容です。目標に向かって努力している姿を他者に印象深く伝える内容になっています。

このように、ウェビングは、お題に関連する事柄を列挙しつつ、読み手を意識した題材選定ができます。ウェビングマップを作成することによって、学生の自己評価にあった「まとまりのない文章」は改善されるでしょう。

字句の差し替えだけでは整えられない文脈。試験終了間際に味わった焦燥感は避けられます。次項では、さらに例文とともに詳細を示します。

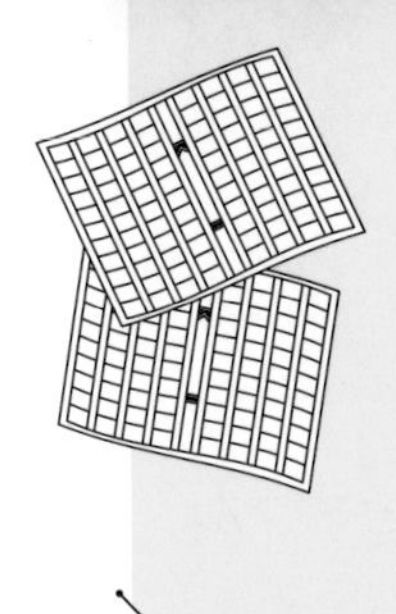

小論文の意味づけ・価値づけ

テーマにふさわしい事柄を選択し、考えを述べる段階まで来ました。この段階で求められるのが、「考えの質」になります。取り上げた状況・事実に対して考えを述べるわけですが、その考えが読み手の心を揺さぶるよう仕上げなければなりません。

「考えの質」を高め、示そう

実習で学ぶことは多岐にわたります。目の前で展開する看護や治療の何に着目し、どのように理解しているのか。採用する側の一番の関心事です。学ぶ意欲があるのか。柔軟な対応力を備えているのか。採用者は、受験者の資質を観察しています。身につけた知識や技能の程度を見取っているだけではありません。新人看護師がこの先研修を積み重ね、優れた看護師として成長し、病院に貢献してほしいと願っています。目の前のあなたが、何をどのようにとらえているのか、どのようなことを看護の拠り所としているのか評価しようとしているのです。

次の二つの例文を読み比べてみましょう。理学療法士を目指している学生の小論文の一部です。

例文　実習で学んだこと

私は、患者さんに応じたリハビリが大切であることを学んだ。指導担当者さんは、リハビリを受けようとしない高齢の患者さんに次のように話していた。「食事しなければ元気にならないし、リハビリしなければ治らないよ」。そして、私に説明してくれた。「あの患者さんは気が強いから、わざと逆のことを言ってリハビリを受けるように話した」。この経験から、理学療法士は患者さんにふさわしい方法でリハビリする必要があることを学んだ。

例文①を読んだ筆者は、学生から患者の様子を聞きます。気丈である。食事はほとんど摂らない。リハビリへの気力が見られない。身寄りがなく、ペットと暮らしていた高齢女性。筆者は患者の生きがいを想像しました。きっと、預けてきたというペットのことが気がかりで、一緒の生活を望んでいるに違いないと考えました。そこで、学生につぶやいたのです。「大好きなペットと一緒に食事したいね」。

自分が考えたことを記述しよう

この学生が取り上げた事例においては、指導者の言葉の背後にある意味を考えることが、「質」を高めることになります。事柄のもつ意味や価値がより高度なものであれば、読み手を引きつけることができます。小論文の一番奥深い部分です。書くためのスキルは、ある程度回数をこなせば身につきます。一方で、意味づけ・価値づけすることは一朝一夕にはいきません。看護観を追求する日常の学修と問題意識をもった看護実習によって磨かれていく能力です。第４章で述べる大学ノートの活用（138ページ）がものを言います。

実習では、担当の指導者から具体的な指導がたくさんあります。小論文では、指導された際の言葉を並べただけで終わることのないように心がけましょう。例えば、「○○の場合は、□□するように」と教わりました。あるいは、「患者に応じた看護が大切であることを学んだ」などの表現です。これでは不十分です。事実を解釈し、あなたの言葉で意味づけ・価値づけして述べるのです。指導者の助言だけを取り上げた文章、思考過程が見られない一くくりにした表現では読み手の心が離れていきます。

例文　（学生に提案した文章です）

私は、患者さんに応じたリハビリのあり方について考えた。指導担当者さんは、患者さんの性格や個性をとらえ、気の強い人には、奮い立たせる言葉を掛けることもあるという。実習が終わり大学に戻ってからもふさわしい言葉を探した。リハビリもまた患者さんの精神的な拠り所を理解する必要があることに気づいた。そうして生まれた言葉である。「ワンちゃんと一緒に食事したいね。ご飯を食べ、リハビリをすると早く元気になり、ワンちゃんが待っている家に帰れますよ」。

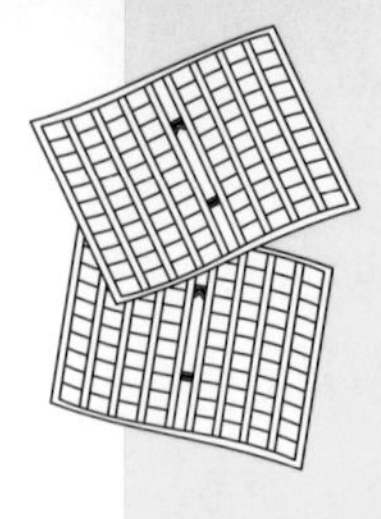

小論文の中核となる事柄

「序論」で述べる核心部分が決まれば、次はその根拠を示すことになります。具体的な状況・事実を述べるのは「本論」になります。

二つの違う事柄を中核にしよう

800字の小論文であれば、二つの事柄を取り上げるとよいでしょう。核心部分、つまり、結論となる事柄の具体的根拠を２つに絞るのです。ここで重要になることは、書き手の多様な視点、着眼の深さを伝えることです。そのためには、選ぶ事柄が類似していないことです。取り上げた二つの事柄が密接に関連し合っている場合や因果関係にある場合は、文章が重複することになるからです。「先ほども述べましたが」「○○の場合と同じように」などの表現になりがちです。望ましくはありません。

内容の異なる事柄を取り上げるためには、前述「小論文の構想（11ページ）」で述べたように、この段階で時間を確保し、思考を整理する必要があるのです。**図２**のウェビングマップは、２ページに掲載した「目指す看護師像」の初稿前に作成したものです。学生は当初、「患者に寄り添う看護師」と「看護技術が備わっている看護師」を目指していると話していました。しかし、初稿の序論では、「臨機応変に対応できる看護師」になることを目指していると述べています。未整理の状態で書き始めた文章は、学生の自己評価にある「まとまりがない。書きたいことが整理されていない」文章になったのです。「臨機応変に対応できる看護師」は「患者に寄り添うこと」ができて当然であり、「看護技術が備わっていること」が不可欠です。考えがまとまる前に書き始めた文章は、根拠が揺らいできます。根拠を失った主張は、糸の切れた凧同然どこかに飛んでいきます。読み手の心からも離れていきます。

では、構想を練る時間はどのように確保するのでしょうか？

与えられた小論文の条件で多いのが「60分、800字以内」です。ほかにも30分、600字以内。50分、800字以内。60分で小論文800字以内と適性試験を合わせて行う変則的なケースもあります。

60分、800字の場合は、60分を以下のように使うとよいでしょう。

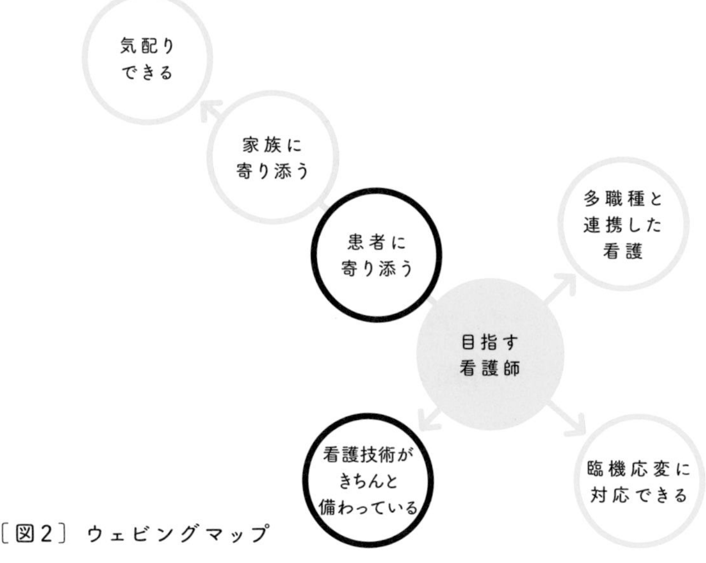

［図2］ウェビングマップ

60分の使い方（800字の場合）

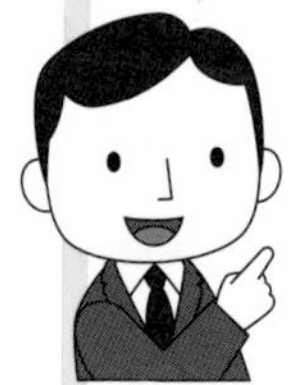

1 5～7分程度
㋐テーマを読み解き、
㋑ウェエビングマップを作成し、
㋒構想を練る：核心部分になる意味づけ・価値づけを考える

2 45～50分程度：作成する

3 5～3分程度：校正する

試験監督者の「始めてください」の声とほぼ同時に、鉛筆の走る音が聞こえる場合もあります。焦る必要はありません。コツコツと鳴る音にプレッシャーを感じてはいけません。文章も「段取り八分」です。構想がしっかりとしている方が確実に確固たる意見を十分に伝えることができます。この時間配分をめやすに、練習の段階から取り組みましょう。

また、20字×20行の400字詰め原稿用紙では、次の行数をめやすにするとよいでしょう。序論5～8行、本論24～30行、結論5～8行。構想が決まった後に、原稿用紙に印をつけてもよいです。この印が好意的に受け止められたと報告に来た学生もいます。試験官が原稿用紙に学生のメタ認知*を見取り、面接で高評価を得たそうです。全体を俯瞰し、デザインする能力は看護行為においても重要な能力の一つです。試験官の鑑識眼にとまったメタ認知のエピソードです。この学生は、練習では行数の印を消して提出していました。構想の手順を学んだ後、印の効果を納得し、そのまま提出するようになっていたのです。

*：メタ認知→自分を客観的に認知する能力（心理学用語）。

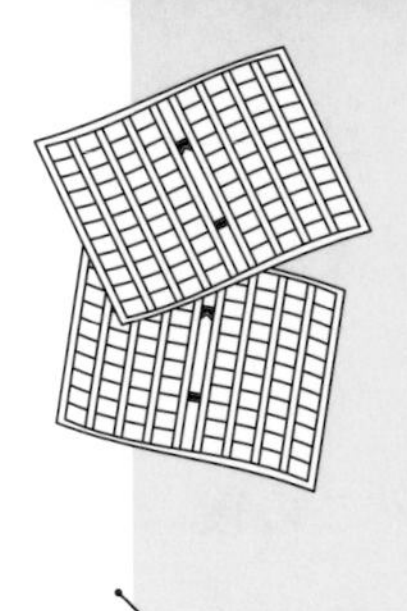

表記上の注意点

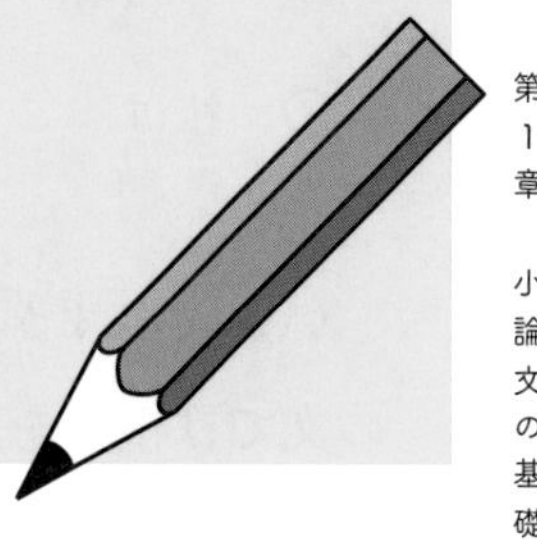

ここでは、表記上の注意点について簡潔に述べていきます。

文体は使い分けよう

文体は常体にするとよいでしょう。常体（〜だ・〜である調）は、テンポがよく力強い印象を与えます。小論文は、主張に力強さが加わる常体がお勧めです。

一方で、履歴書、エントリーシートは敬体（〜です・〜ます調）で書きます。また、面接の練習は当然、ていねい語や敬語を使います。

そのせいか、小論文に常体と敬体が混在することもあります。常体と敬体が混在した文章はNGです。どちらかに統一して書くことになります。

小論文は「〜と考える」を使おう

小論文は、書き手の考えを述べる文章です。求められたことを考えて述べるのですから、それにふさわしい語尾にしましょう。例えば、以下の二つの語尾を比べてください。

㋐ 私は、このことについて〜であると考える。

㋑　私は、このことについて〜であると思う。

いかがですか？　「私は、〜と考える。」と書けば、必然この後の文では根拠を述べる状況が出来上がります。読み手も（なぜそうなるだろう）と考えながら読んでいます。一方、「〜と思う」では、何となくそう思うのもよしとする印象があり、伝える力が弱くなってしまいます。明確な根拠を述べて考えたことを論ずるのですから、「〜考える」を用いましょう。

主語－述語、修飾語－被修飾語のねじれに気をつけよう

主語と述語、修飾語と被修飾語との関係がねじれた文（章）にならないようにしましょう。

練習　以下の㋐〜㋓を正しい文に直してみよう

㋐　私の夢は、父の跡を継いで漁師をしようと思います。

㋐は主語と述語の係り受けにねじれがあります。主語が「私の夢」であるならば、述語は「することです」となり、「私の夢は、父の跡を継いで漁師をすることです。」とします。または、主語が「私」であれば、述語は「思います」となります。正しくは、「私は、父の跡を継いで漁師をしようと思います。」になります。熟慮のうえ、漁師をすると決めたのであれば、「私は、父の跡を継いで漁師をしようと考えています。」とし、意思を明確に表しま

す。さらに、力強く意思を伝えるには常体の特長を生かし、「私は、父の跡を継いで漁師をしようと考えている。」にします。

㋑ 睡眠不足のときには決して車の運転を避けよう。

㋑では、受ける言葉がありません。副詞の「決して」を受けるのは打消しの言葉ですので、「睡眠不足のときには決して車の運転をしない（ことだ）。」となります。

㋒ 車内での化粧をするのは迷惑だ。

㋒は、「車内での化粧は迷惑だ」となります。

㋓ 彼女はきれい好きなので、部屋がよく整理している。

㋓は、「彼女はきれい好きなので、部屋がよく整理されている。」または、「彼女はきれい好きなので、部屋をよく整理している。」となります。

「～たり」は重ねて使おう

誤りやすい語句の代表格の一つに、「たり」があります。このような語法の誤りがよく見られます。

どこを直そうか？

自分の無責任な言動が患者様の治療に支障をきたしたり、家族の信頼が薄れる可能性がある。

学生が書こうとしたことは、「無責任な言動」によって ⓐ「患者の治療に支障が出る」、ⓑ「家族との信頼が薄れる」ということです。「たり」は、「〜たり　〜たり」と重ねて用います。「〜たり」一つでは、「足りない」と覚えましょう。正しくは以下のようになります。

自分の無責任な言動が、患者様の治療に支障をきたしたり家族との信頼関係を損なったりする可能性がある。

無理に列挙する必要のない場合は、「一文は簡潔に」の原則に従って書く方がよいでしょう。「無責任な言動によって患者様の治療に支障が出る。また、家族との信頼が薄れる。」となります。「また」の使用を避けるのであれば、「無責任な言動によって患者様の治療に支障が出る。家族との信頼も薄れる。」でもよいでしょう。

ここからさらに注意したいのは、ⓐとⓑの関係です。動作や状況を列挙する際、例えば、「歩いたり走ったり」、「泣いたり笑ったり」などのように一語と結びついた列挙において、「〜たり」は正しい用法になっています。一方、列挙する動作や状況が離れていたり、修飾語や動詞が複数ある文を列挙したりする場合に、語法に誤りが生ずる傾向があります。一文を簡潔に述べることによって語法の誤りを防ぎたいものです。

助詞の使い方に気を配ろう

ここで問題です。

問題 **□に1文字を入れ、意味が正反対となる一文をつくってみよう**

相手　□　悪いと思っている我が子

登場人物は相手と我が子の二人です。この二人が真逆の立場になるのですから、一方は我が子が悪く、もう一方は相手が悪いことになります。それを一文字で表します。

㋐「相手**に**悪いと思っている我が子」（我が子が悪い）
㋑「相手**が**悪いと思っている我が子」（相手が悪い）または、
「相手**を**悪いと思っている我が子」

「てにをは」の使い方に心を配りましょう。助詞は、常に他の語のあとについて使われる語です。前の語と他の語との関係を示したり語句と語句を接続したり、文が表す内容に一定の性質を付加したりする働きがあります。特に注意したいのは、助詞で結ばれた関係性です。一字で真逆の意味になることもあるからです。

授業では続けてすぐに、次の問題を出します。

「いちじがばんじ」を漢字で表記しなさい。

学生は、「一事が万事」と正しく書きます。筆者は、ホワイトボードに「一字が万事」と大書します。無論、これは誤りです。当然のように指摘をする学生がいます。待っていましたとばかりに、一文字違いで真逆の意味になる戒めとしてこの造語について説明しています。

友達やサークル仲間に素敵だと伝える場合は、「今日は素敵だね」では冷たい反応が来ます。「今日も素敵だね」と言わなければなりません。「いつもはそう思っていないんだ」と言われ、褒めたつもりの言葉があだとなります。気のおけない友であっても然りです。特に女子（助詞）には細心の注意が必要です。冗談はここまでとして、次に進みましょう。

文語体を正しく使おう

文章は、話し言葉と書き言葉で書かれています。SNSやラインなどの文章をイメージしてください。

昨日のことなんだけど、『医療現場から看護師が伝える』見た？　超すごかったじゃん／私たちも４月からあんなふうに対応するんだね／そうだよ。覚悟しておかなくちゃ／国試受からなくちゃね／勉強してる？／毎日３時間／私もがんばろう。じゃあ、月曜日。ばいばい／ばいばいこの中の「ことなんだけど」や「あんなふうに」などは話し言葉（口語体）です。話し言葉は、小論文やレポート、報告書などに用いてはいけません。文語体にして表しましょう。

・昨日のことなんだけど、『医療現場から看護師が伝える』見た？
　→昨日の番組『医療現場から看護師が伝える』を見ましたか。

当事者以外の人にも伝わるようにするのであれば、次のようになります。

昨日放送された番組『医療現場から看護師が伝える』を見ましたか。

「昨日のことなんだけど」は、文語体では「昨日のことですが」となります。他の文も直してみましょう。

・超すごかったじゃん
　→極めて優れた内容でしたね。または、非常に驚く現実でしたね。
・私たちも４月からあんなふうに対応するんだね。
　→私たちも４月からあのように対応するのですね。
・覚悟しておかなくちゃ　→覚悟しておきましょう。
・国試受からなくちゃね　→国家試験に合格しようね。
・勉強してる？　→勉強していますか。

・じゃあ→それでは。

・ばいばい→さようなら。

以下は、学生の文章の中によく見られる口語体です。レポートや小論文では使用しないよう意識しましょう。

・ら抜き言葉

食べれる→食べられる　　考えれない→考えられない

起きれない→起きられない　　来れる→来られる

寝れない→寝られない

・い抜き言葉

生きてる→生きている　　寝てる→寝ている

食べてる→食べている　　着てる→着ている

起きてる→起きている

・こそあど言葉

こんなに→このように　　あんなに→あのように

そんこと→そのようなこと　　どんなに→どのように

誤字・誤用に気をつけよう

> 学生は熱心に小論文の練習に取り組みます。数回の練習を経て、論文作成上の課題を意識して書くようになり、助言を超える優れた小論文に仕上がることも多くあります。この時私は、小論文への向き合い方を大いに賞賛します。

皆さんもよく読み続けていますが、折角の意欲もここで折れてしまいませんか？　誤字に気づいた人は、読みのテンポやセンサーにブレーキがかかったはずです。前ページの枠内の４行目の「賞賛」は、「称賛」でなければならないからです。小論文では、誤字は原点の対象です。細心の注意を払いましょう。漢字が曖昧であれば、他の言葉を充てる方法もあります。適切な言葉が思い当たらない場合はひらがな表記にすることもできます。称賛の場合は、ひらがなの「しょうさん」では能力を過小評価されそうですので、「ほめる（褒める）」を充てた方がよいでしょう。ちなみに、称賛はほめ称えることで、賞賛は金品を与えてほめることです。誤字は、減点の対象です。６行上にある誤字（原点）に気づいていましたか。

「固定概念」「的を得る」「喧々諤々」などは、誤字・誤用の代表格です。正しい表記や意味は以下のとおりです。

・固定観念（こていかんねん）
状況の変化や異なる意見があっても、そう思い込んだまま容易に変わることのない考え。

・的を射る（まとをいる）
物事の肝心な点を確実にとらえる。

・当を得る（とうをえる）
道理にかなっている。

・侃々諤々（かんかんがくがく）
自分の思っていることを遠慮しないで主張すること。

・喧々囂々（けんけんごうごう）

多くの人がやかましく言いはやす様子。

数字・縦書き、横書きで使い分けよう

「令和〇ねんしがつついたち。私の看護師人生が始まった日です」。ぜひこうなってほしいですね。月日などの数字の表記については、横書きであればアラビア数字、縦書きであれば漢数字を用いましょう。冒頭の表記は、「令和〇年４月１日」となります。

また、いくつかの事柄を取り上げる際、数を先に示してから述べることもあります。例えば次のような場合です。

看護実習で心がけてきたことは主に次の３点です。①チーム医療、多職種連携を観察し、看護師の工夫した対応を見出す。②患者様の日常生活での趣味や楽しみについて把握する。③毎日の経験を振り返り、手応え、改善点、今後の課題としてまとめる。

このように、整理し、箇条書きにして示すこともあります。この丸数字の場合も横書きと縦書きの表記の仕方は同じです。

文字の書き方に気をつけよう

ていねいに楷書（かいしょ）で書きましょう。楷書とは、漢字を構成する点や線を崩さずに正確に書く標準的な書き方を言います。消しゴムを使う際にも原稿用紙が破れないよう一方の手のひらでよく押さ

え、しっかりと消しましょう。丸文字、癖文字の人は、日頃から意識して改善を図りましょう。美しい文字、整った字形にするためにもはねやはらいを意識しましょう。

鉛筆はHBまたはBの濃いものを使います。シャープペンシルの場合も同様です。薄い線、細い線、小さな文字は読み手にストレスを与えます。読み手の意識を引きつけるためにも濃い鉛筆が望ましいです。

よく見直して、修正をしよう

小論文の時間制限前には必ず、校正（見直し）をします。誤字脱字は減点されるからです。修正箇所が見つかれば正しく書き直します。しかし、消した文字数と差し替える文字数が合わないこともあります。その場合は、二重線で字消しをし、挿入記号を付して書き足しましょう。係り受けの誤りでは、字数の帳尻で修正できません。字消しもありです。ていねいに消し、地の文よりやや濃く書くとよいでしょう。

突然の変更に対応するには

採用試験の内容が急に変わることもあります。慌てないためには、「変更はつきもの」と構えておくとよいでしょう。試験の様子を報告する学生の中には、次のような変更内容もありました。

㋐　看護部長の交代による小論文テーマの変更

㋑　コロナ禍でのリモート面接

㋒　リモートでの200字程度の文章作成

小論文の変更：15分で200字程度の文章課題。

リアルタイムで提出。

㋓　原稿用紙から横罫線への変更

これらのほかにも変更はあるものと心しておきましょう。対応する最良の方法があります。特に、次の３点については必ず取り組みましょう。

①志望する病院の経営方針を読み取り、あなたが目指す看護師像と関連づけて考えておくことです。小論文においては、核心部分をダメ押しする強力なアピールにつながります。詳細は、第３章の「結論をダメ押し」をご覧ください。

②文章の構想を練ることを日頃から心掛けることです。仮のテーマで小論文を作成するでしょうが、小論文対策として取り組むのはせいぜい５～６題でしょう。作成する時間がないテーマについては、ウェビングマップを通して考えを整理しておきましょう。

③日頃の文字の大きさを整えておくとよいです。罫線になったとしてもおおよその字数計算は可能です。

第 2 章

小論文に仕上げるまでの過程

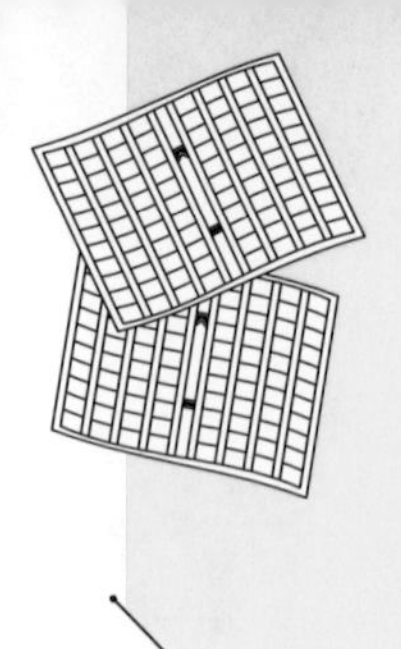

Aさんと学ぶ 小論文の書き方

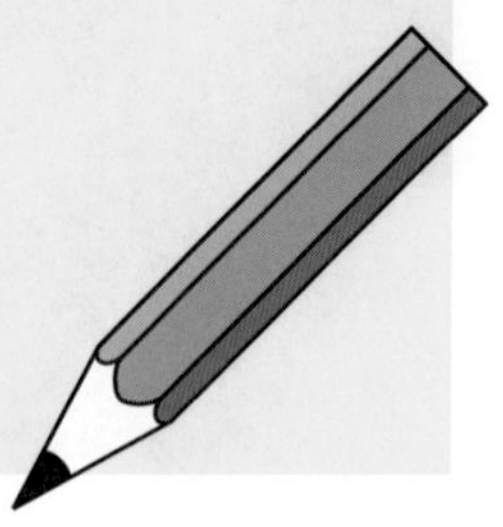

小論文を作成するには、押さえておくべき要点がいくつかあります。第２章は、文章作成は高校以来という学生（Aさん）とあなた自身を重ねながら小論文の書き方を身につける構成になっています。Aさんの推敲を重ねていく過程をたどりながら、小論文に必要な要点を押さえていきましょう。エピソードを通して要点を知ることで、作成のハードルが低くなり、小論文が身近に感じられるはずです。

以下に、Aさんの文章と添削時の会話などを時系列に載せています。文章の変化に着目しながら読んでみましょう。

文章表現を自己評価してみよう

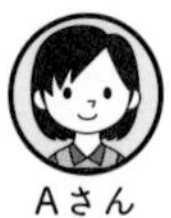

小論文が苦手なんです。

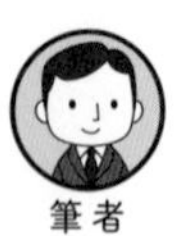

文章表現について、自分ではどのように思っていますか？

Aさんの自己評価

- 求められた文字数は書ける。
- テーマ（課題）に迫っているかわからない。
- 書いているうちにずれていく。
- 論理性がない。
- 適切な言葉や技法が不足している。

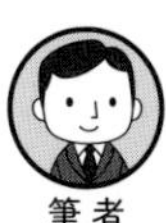
筆者

苦手と言うわりには、文章のよしあしを決める要点が押さえられていますね。自己評価は鋭く、適切です。苦手意識を払しょくするところから小論文対策をスタートしましょう。

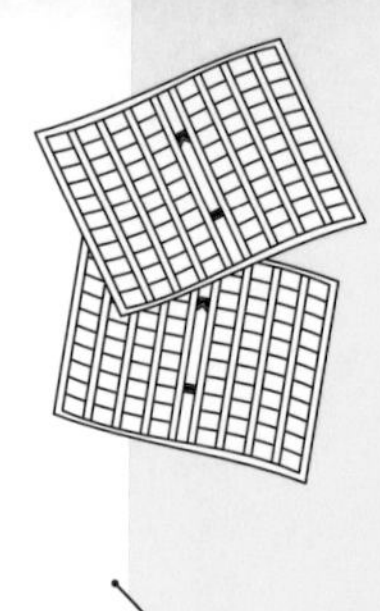

テーマに正しく向き合おう

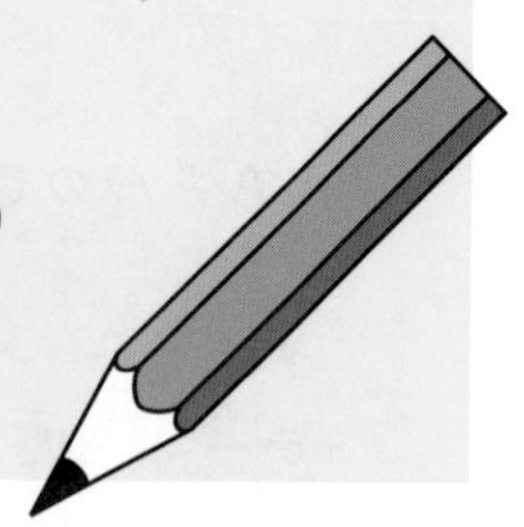

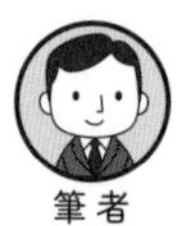

初めに、「テーマに迫る文章の書き方」について説明することにしましょう。

テーマに応える文章を作成する

採用試験の小論文は、求められていることに向き合い、自身の考えを明確に述べることです。テーマから逸脱した文章は当然評価が低くなります。受験者が多ければ、最後まで読まれないかもしれません。合否の判定に決定的な影響を与えます。内定を受け取るためには、テーマに応える文章を作成することです。これは、最も重要な要点になります。小論文は、求められていること、問われていることに応える文章です。今後何度も出てくる要点です。筆者は、このことを「課題に正対する」と言っています。これが、小論文の要点１です。

課題に正対するためには、考えを整理する必要があります。Aさんと取り組んだ整理の方法について述べていきます。

「目指す看護師像」を顕在化する

課題 「目指す看護師像」

筆者

試験問題に多く取り上げられているテーマの一つです。

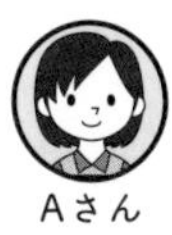
Aさん

たしかによく聞きますね。

みなさんは、看護師を目指して専門学校・大学を受験しました。病院で働く看護師をイメージしてきたことと思います。特に入学後、専門科目を学び、看護実習を経験することによって、イメージがより具体的になっていったに違いありません。その学びや経験が根拠となって、目指す看護師像が明確に描かれて今に至っているわけです。

しかし、看護師になることは目的ではありませんよね。「看護師になって何をするのか？　どのような看護を提供するのか？」ということを考えているはずです。看護学生の学びは、座学や実習を経験しながら看護観を形成していると言ってもよいでしょう。採用者は、この看護観を読み取り（あるいは聞き取り：面接）、自院に必要な人物かどうか判断するのです。このテーマには、書き手の看護観が多くの言葉で表出されます。

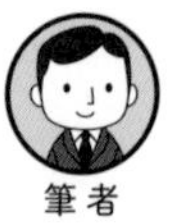

一度はこのテーマで小論文を作成することをお勧めします。課題への正対におあつらえのテーマだからです。

「目指す看護師像」を具体化する

ウェビングを用いてキーワードを探そう

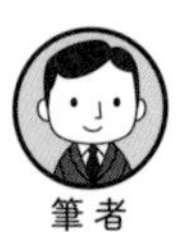

Aさんはどんな看護師になりたいですか？

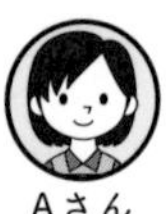

そうですね……。患者さんに寄り添う、そのご家族にも寄り添う、気配りできる看護師になりたいです。ほかには、多職種と協力する、看護技術がきちんと備わっている、臨機応変に対応できる……などでしょうか。

いいですね。では、ウェビングを使って表現していきましょう。

聞き取りの後、これらの関係性を確認しながらウェビングで表してみました。図３は、このテーマでAさんが初めて作成したウェビングマップです。

気配りできる
家族に寄り添う
患者に寄り添う
多職種と連携した看護
目指す看護師
高い専門性を身につける
看護技術がきちんと備わっている
臨機応変に対応できる

［図3］ Aさんが目指す看護師像

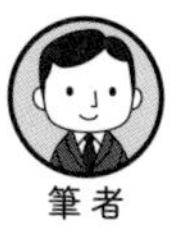

さらに、これらの中から、優先度の高い事柄を２つ選択してもらいます。字数制限がある小論文。800字程度では、取り上げる内容は２点が適切でしょう。（このことについては、第１章の「小論文の中核となる事柄」（18ページ）で説明したとおりです。）

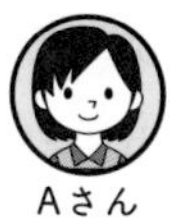

では、「患者に寄り添う看護師」「看護技術がきちんと備わっている看護師」の２つを選びます。

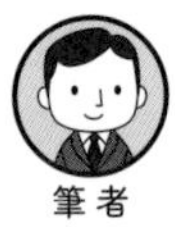

この２つは小論文の骨格になります。言葉や表現の重複を避ける小論文ですが、この選ばれた言葉（キーワード）だけは例外です。複数回用い、伝えたいことを強調することになります。少なくとも２回は用いられることになります。

文章を整理しよう

書き始める前に文言を整理しましょう。文章では口語体（話し言葉）を使いません。

今回は、話し言葉としても使われる「きちんと」を文語体に改め、「高い専門性を身につけた看護師」に差し替えましししょう。

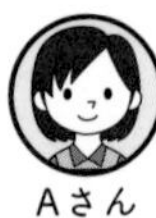

私の目指す看護師像は、「患者に寄り添う看護師」「高い専門性を身につけた看護師」の２点になります。

ここまでの取り組みをまとめます。文章を書き始める前に考えを整理し、テーマの中核となるキーワードを選びます。Aさん自身が看護師として大切にしたいと考えていることを整理したのです。課題に正対するために、「書き始める前の整理」が重要になるということです。小論文の要点２は、課題に正対するための整理の時間になります。この作業を「構想を練る」といいます。

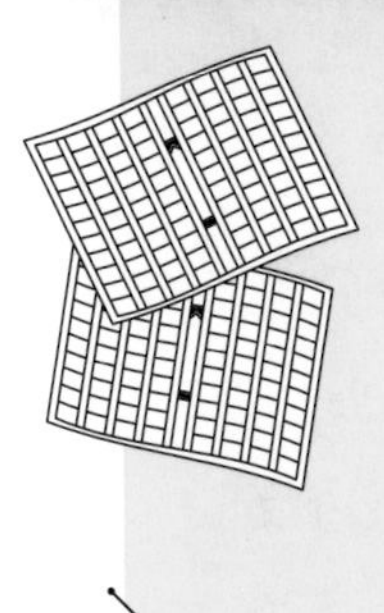

まずは序論を作成してみよう

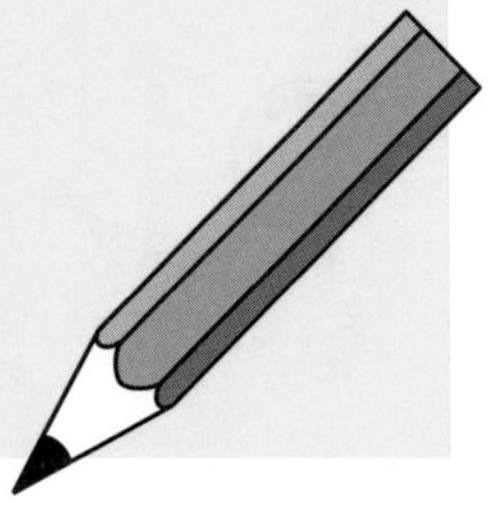

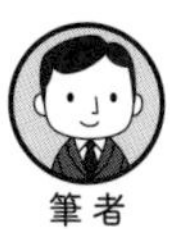

では、小論文の構成をふまえ、まずは序論部分のみを作成してみましょう（第1章参照）。

以下は、ここまでの説明と作業をふまえ作成したAさんの序論です。ウェビングと比較しながら読んでみましょう。

「目指す看護師像」【1回目】

[1]私は、高い専門性を有する看護師となり、どんな状況にも臨機応変に対応することができるようになりたい。[2]看護師は失敗が許されない職業であり、小さなミスが重大な事故につながることがある。[3]そのためにも、知識や技術がきちんと備わっていることが、患者さんにとってもその家族にとっても安全で安心な看護を提供することができると考える。

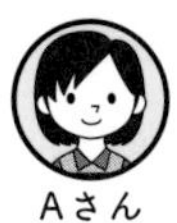

書いてみましたが……どうでしょうか？

序論は核心部分を述べるところです。選択した「患者に寄り添う看護師」「高い専門性を身につけた看護師」を目指していることを述べることになります。それをふまえて、序論部分を読むと、気づくことがありませんか？

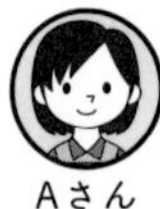

あっ。キーワード「患者に寄り添う看護師」を使っていません。

そうです。ウェビングで顕在化・具体化したキーワード「患者に寄り添う看護師」が、文章の中に出てきていません。
一方で、捨象した「臨機応変に対応する看護師」が目指す看護師像になっています。「安心、安全」については、ウェビングマップにはありませんね。

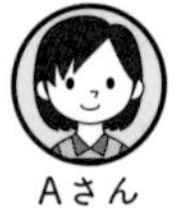

ウェビングマップを作成しているとき、会話に出てきたので使ってしまいました。

さらに、第３文で、目指している看護師像の理由を述べています。本来、理由は本論で述べます。

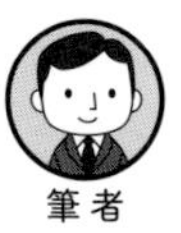

Aさんの書いた序論を要約すれば次のようになります。ウェビングと文章が大きくズレているのがわかるでしょうか。

私は、高い専門性を身につけ、臨機応変に対応できる看護師になりたい。ミスや重大な医療事故を防ぎ、患者さん、その家族に安全で安心な看護を提供できるからである。

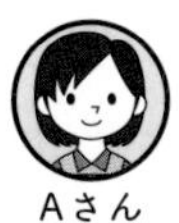

本当ですね……。

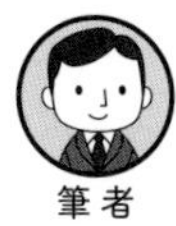

しかし、文章力がないと悲しんだり嘆いたりすることではありませんよ。書き始めの段階では、このような意識と文章のズレは珍しいことではないからです。

ウェビングを通して、考えを文字に落とすことをしていますが、考えが固まっていないこともあれば、イメージと言葉との齟齬（そご）もあります。自己評価にあった「書いているうちに考えがずれていく」という状況が、まさにこれにあたります。ウェビングの過程で言葉にしたことが、そのまま小論文のキーワードになっていくこともあれば、初発の文章で使った言葉がマップ上の言葉に替わることも珍しいことではありません。考えを顕在化・具体化する過程がなければ、ズレに気づかずに書き綴っていくことになります。出来上がった文章は、文脈に欠け、小論文とは言い難いものになってしまいます。

小論文は、書き手の考えを明確に伝える文章です。書くことを整理し、考えを顕在化することが必要です。課題に正対することは、このようなプロセスを踏むからこそできることです。

ズレが生じた場合、どうするか

ズレが生じた場合は、再度構想を練り直します。小論文の要点2「構想を練る」ことは、小論文において非常に重要な活動になっているのです。

考えを整理するには練習が必要です。意識と文章にズレが生じる原因は、「慣れていないから」です。ウェビングは、考えを書き留めながら関係性をふまえ、考えを顕在化し、軽重づけたキーワードを選択することに適した方法の一つです。数回取り組めばすぐに慣れます。この過程を省略・簡略化することなく、考えを整理することに意を注ぎましょう。

序論を推敲する

目指す看護師像を再度、整理する

キーワードの背景にある出来事と体験を通して考えたことを再度話してもらいます。そして、どれが自分にとって大切なものか、優先度を考えてみましょう。

経験やエピソードが、核心部分を支える根拠になります。序論で述べる核心部分の根拠は、本論で取り上げる具体であり、読み手の心をつかむものでなければなりません。

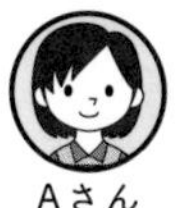

過去に、2回、大切な人の命と向き合うことがあって……。1回目は祖父で、2回目は友だちでした。その時、適切な対応がわからなくて、今でも、何もしてあげられなかったことを悔やんでいます。その時から、看護師になれば命を救うことができるのではないかと思い、この道を目指したんです。

適切な対応を自問自答し、臨機応変という看護観の骨格を導いたことが伝わってきました。確かに、「患者さんにとってもその家族にとっても安全で安心な看護を提供」と書いたのは、Aさんの意識の中ではしっかりとした文脈でつながっています。

ウェビングマップで関係性を確認する

臨機応変な対応は高い専門性と知識に支えられていると述べていますね。
高い専門性はどのようにして身につくと思いますか？

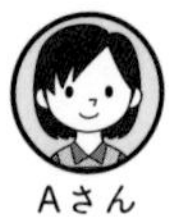

教わったり、調べたり、それと、新採用者の研修プログラム、パートナーシップシステムとか、でしょうか。

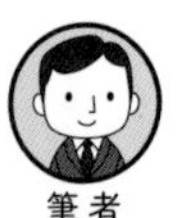

パートナーシップシステムというのは、どこで知ったんですか？

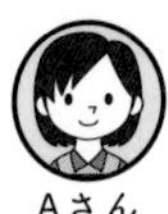

志望している病院について調べていたときに知りました。

いいですね、ではそれも小論文に用いましょう。Aさんは、専門性は研修によって身につくと考えているんですね。では、「研修」というキーワードでくくることはできませんか。

また、コミュニケーション能力は独立した能力ではなく、他者との関係性において求められ、オンザジョブであると整理し、マップ上では関連性を表す二重線で結びました。

出来上がったのが図4のウェビングマップです。

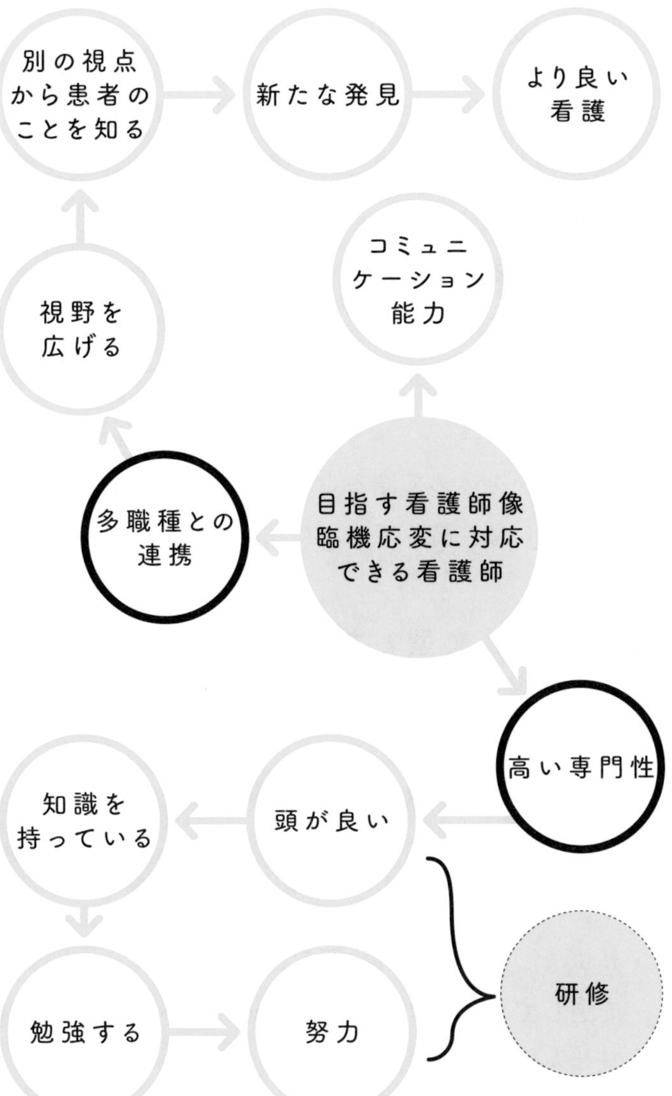

［図4］ 再考したAさんが目指す看護師像

エピソードの取捨選択

一つ一つのキーワードにはエピソードがあり、取捨選択に迷いが生ずる人もいます。当然のことです。しかし、小論文ですべてを述べることはできません。それゆえに、軽重をつけ、切り捨てるエピソードもあるのです。野菜や果物栽培の摘花と考え、英断してほしい作業です。優れた果実や花を得るための間引きと同じです。キーワードを総花的に羅列しても格別の味を出せません。選択する（他方は切り捨てる）ことによって、選んだキーワードに、ありったけの思いを込めて語ることができます。思いのたけを込めた「看護師像」は、読み手の心に届きます。

序論の基本的な文型と本論のつながり

では、序論の基本的な文型と本論のつながりを覚えましょう。

例①：私は、○○できる看護師を目指している。□□や△△を通して、目指す看護師像に迫りたい。以下に、その具体を述べる。

例②：私が目指す看護師像は、○○である。□□や△△に努め、目指す看護師像に近づきたい。以下にこれら２点について具体的に述べる。

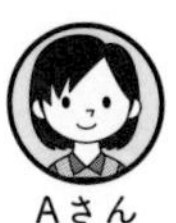

これなら覚えて使えそうです！

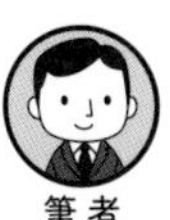

○○や△△は、もちろんキーワードにあたります。そして、基本文型にある「以下」とは、本論を指します。

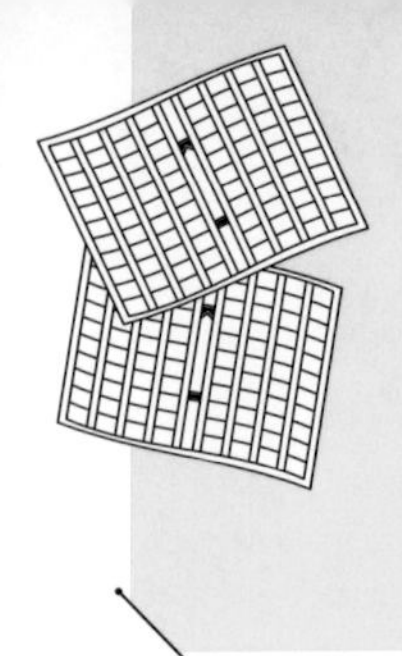

本論を書く

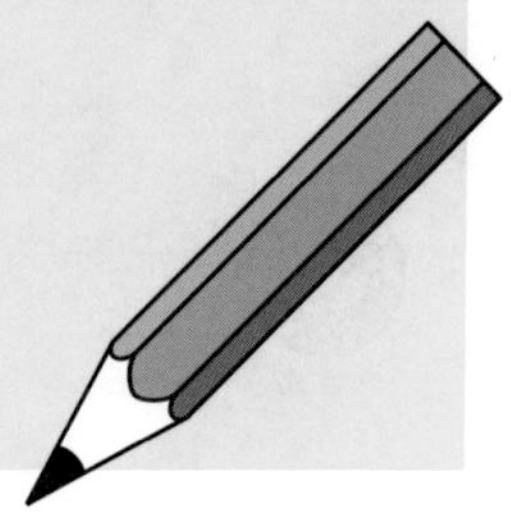

本論では、ウェビングマップ作成時に言語化した□□と△△の経験とそこから導き出した考えを述べていくことになります。

「目指す看護師像」（序論の修正と本論）【2回目】

私は、高い専門性を有する看護師となり、どのような状況にも臨機応変に対応できる看護師を目指している。知識や技術を十分に身につけ、患者様を理解し、病態等に適切に対応できるようになりたいと考えている。そのために、研修を重ねるとともに、多職種との連携を図ることを通して目指す看護師像の実現に努めたい。

[1] はじめに、大学で学んだことは基礎でしかない。[2] 自分が看護師となった時、医療技術や科学技術の発展とともに、常に新しい知識や技術は求められる。[3] 病院で最善の治療を行えるように、研修に積極的に参加して、看護師としてのスキルアップに努めたいと考える。

[1] 次に、多職種の連携について述べる。[2] 私は、整形外科で実習を行った。[3] そこでは、患者様のリハビリテーションの内容や進行度を電子カルテ上で理学療法士と看護師が情報共有を行っていた。[4] 看護師は、理学療法士から得た情報を

もとに、患者様の移動手段を工夫し、自立度の向上に努めていた。[5] 看護師が多職種の方から別の観点で患者様の情報を知ることで、よりよい看護につながることを学べた。[6] このような経験から、私は多職種との連携は必要不可欠であると考えた。

序論部分（はじめの6行）は、目指す看護師像が構造化されました。「臨機応変な対応力」を「研修」と「多職種連携」によって身につけていきたいととらえています。専門性を高めるための手段として研修をとらえることによって、目指す看護師像とアプローチとが明確になりました。本論（7行目以下）に誘（いざな）う仕掛けが整いました。

本論を推敲する

よさ

①段落の冒頭の接続詞（はじめに、次に）が効果的に使われています。

②本論第１段落では、不断の研修の必要性や必然性を述べています。良い根拠です。

③第２段落では、実習での経験をもとに多職種連携の重要性を述べています。経験から核心部分を説明することで説得力が出ます。

④第１段落及び第２段落の最後の一文（研修によるスキルアップ、多職種との連携不可欠）が、それぞれの段落をまとめています。

第１章「小論文の基礎・基本」の「わかりやすい文章」で読んだことを思い出しましょう。「一つの段落を４文や５文で構成することもあるでしょう。その場合でも、最後の一文は前の文を受けてくくります。」この文章では、キーワード（研修と多職種連携）について、書き手の考えを示し、くくっています。

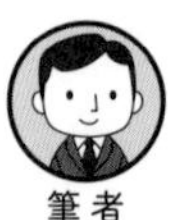

多職種との連携の重要性は、いつから考えていましたか？

学校の授業で習ったときから、ずっと考えていました。

座学において十分に認識していたのですね。では、「再確認」や「改めて」などの言葉を用いた表現にしましょう。以下のことについて再考してみてください。

第１段落

①書き出しの否定形を肯定表現に改めます。係り受けを直します。

②リサーチした「研修プログラム、パートナーシップシステム」を生かすとともに、病院内外での研修について触れてください。

第２段落

①経験を具体的に示し、そのことについての価値づけ・意味づけをします。

②第６文は、多職種連携の重要性を初めて感じたような印象を与えます。動詞を差し替えるか副詞を用いるかし、知識をダメ押ししましょう。

以下は推敲を重ね書き直した文章です。

「目指す看護師像」（本論の推敲から結論へ）【3回目】

私は、高い専門性を有する看護師となり、どのような状況にも臨機応変に対応できる看護師を目指している。知識や技術を十分に身につけ、患者様を理解し、病態等に適切に対応できるようになりたいと考えている。そのために、研修を重ねるとともに、多職種との連携を図ることを通して目指す看護師像の実現に努めたい。

[1]はじめに、研修について述べる。[2]自分が看護師となった時、医療技術や科学技術の発展に伴い、看護師には新しい知識や技術が求められる。[3]病院で最善の治療を行えるように、外部の研修会に積極的に参加し、最先端の知識や技術を身につけたい。[4]また、日常行われる病院内での学習会や医師、先輩看護師からの指導内容を身につけ、自己研修に励む。[5]このように、看護師として日々精進し、患者様に質の高い看護を提供できる看護師を目指す。

[1]次に、多職種と連携することの重要性について述べる。[2]私は、成人看護実習で整形外科病棟に配置された。[3]そこでは、看護師が理学療法士と電子カルテ上で情報を共有して

いた。[4]カルテには、回復状況に応じた移動方法についての所見があった。[5]看護師はこの情報をもとに、車いすに依存する傾向が強かった患者様に対して、松葉杖の使用を促していた。[6]また、ただ促すだけではなく、看護師の言葉や表情は穏やかで、患者様の不安を取り除く配慮にあふれていた。[7]患者様を一番理解している看護師の対応と理学療法士の所見がなければ、病棟での生活は車椅子から離れられないものになっていたに違いない。[8]情報の共有がよりよい看護につながることを目の当たりにして、改めて多職種との連携が不可欠であることを実感した。
[1]私が目指す看護師像は、患者様やその家族にとって、安心で安全な看護を提供することができる。[2]また、病院の信頼にもつながると考える。[3]私が目指す看護師像の実現に向けて日々精進したい。

再考を促した箇所がきちんとできているか？

第1段落について

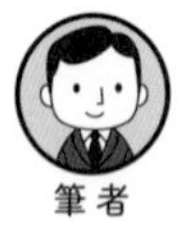

書き出しの否定形の一文：「はじめに、大学で学んだことは基礎でしかない。」には２つ問題があります。

1つ目：係り受け

本章の48ページに示した、「序論の基本的な文型と本論のつながり」を思い出してください。本論は、序論で述べた核心部分を説明するところです。「はじめに」と書き出したのであれば、核心部分の一つ目を取り上げることになります。つまり、「はじめに、研修を重ねることについて述べます。」となります。しかし、座学の限界を取り上げようとしたことで係り受けに問題が生じています。文法上は、「はじめに、大学で学んだことを述べる。」とすれば正しいのですが、この段落は、「研修」について論ずるところですから、これでは文脈がなくなってしまいます。推敲後の一文「はじめに、研修について述べる。」は、ズバリ本論へ導いています。しかも列挙の接続詞（はじめに）を用いたことから、次の段落は、もう一方の「多職種との連携」について論じることを読み手に暗示することになります。

2つ目：否定的な表現

大学での学びは看護師に必要な基礎・基本になります。実習を経験したことで、座学での学びが生かされ、必要な学びが理解できたのです。Aさんにとっての看護実習は、看護の仕事の奥深さを実感するものだったことを理解できます。しかし、「〜しか」は「〜ない」の形で、ある物事を取り上げて、それ以外をすべて否定する意味で用いられるのです。「〜しかない」と、一刀両断することは、まっ二つに切った一方を完全否定するマイナスの印象を与えます。座学は基礎・基本であり、かつ臨床への入り口です。大学での学びを否定する意図はみじんもないでしょう。「～しかない」の言葉を用いたことによって、意に反した印象を与えてしまいます。否定的な言葉や表現については十分な配慮が必要です。字数制限が気になりますが、可能な限り肯定的な言葉や表現にすることを勧めます。

病院内外での研修について取り上げ、日々精進して専門性を身につけていく意気込みが述べられています。「スキルアップ」を「質の高い看護の提供」に言い換えています。序論の核心部分（第１文）を換言し、言葉や表現の重複を避けています。

第２段落について

経験したことがより具体的に書かれています。患者の特徴が自立の妨げになることをふまえ、連携が自立を促す効果について述べています。実習生でありながら患者の特徴を捉えるとともに、その先の生活を描いていることも伝わってきます。素晴らしい観察力であり、思いやりです。患者を理解するということは、今現在の状況を受け止めることであり、この先のことを想像し、今なすべきことは何かを考え判断することです。医療従事者に求められる資質がにじみ出ています。

「改めて」は、思い直して感動を新たにするさまです。「実感」は、現実の物事や情景から得る感じを意味します。「改めて実感する」としたことで、多職種連携の必要性が実際に確かめられたことが伝わってきます。

結論を推敲する

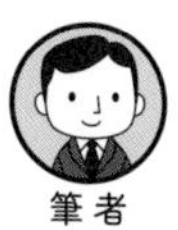

結論については、以下の問題があるでしょう。

①序論との整合性に欠けます。
②第1文が唐突です。工夫を要します。序論、本論で用いられていないキーワードや叙述を説明なく用いることは避けましょう。初めて使用する場合は、共通する概念や背景を示すことによって文脈が保たれます。

この2点について確認し、結論部分のみを書き直しました。

「目指す看護師像」（結論の推敲）【3回目（つづき）】

[1]私は、高い専門性のある看護師を目指している。[2]自己研修に努め、多職種と連携を図りながら目指す看護師像に近づいていきたい。[3]そうすることで、安全で安心な看護を患者様とその家族に提供することができると考える。

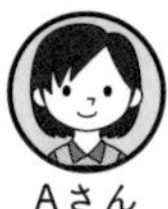

自分の形にする方法がわかってきて、うれしいです。まだまだなところもありますが……

慌てることはありません。これまでの小論文対策で改善されなかった課題については、新たなテーマで作成する小論文で挑戦することにしましょう。

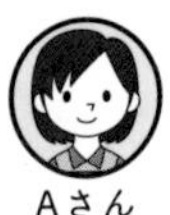

わかりました！　たくさん書いてみます。

最後の添削

以下の3点の視点で、Aさんの小論文（3回目）を添削しました。添削は、本人の意図を組みながら行う作業ですので、特に下記の3の思いを表現するよう心がけました。唐突な説明になることを避けるために、「看護師の使命」という言葉を用い、語尾を「断定」にすることでAさんの魂を表してみました。

POINT

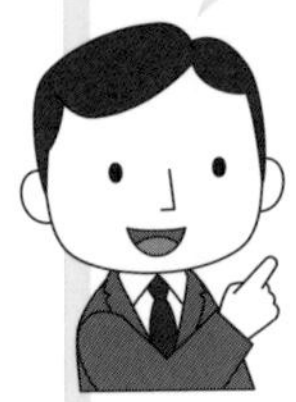

1 序論と結論との整合性をさらに明確にする。
2 語尾を工夫する。例えば、過去形と現在形を併用する。同じ動詞の繰り返しを避ける。
3 親しい人の死に向き合ってきたAさんの心の底深くにある看護観を生かす。

【振り返り・推敲後】（文中の取消線は推敲での削除、色文字は加筆）

私は、高い専門性を有する看護師となり、どのような状況にも臨機応変に対応できる看護師を目指している。~~知識や技術を十分に身につけ、患者様を理解し、病態等に適切に対応できるようになりたいと考えている。~~そのために、研修を重ねるとともに、多職種との連携を図ることを通して目指す看護師像の実現に努めたい。

[1]はじめに、研修について述べる。[2]~~自分が看護師となった時、~~医療技術や科学技術の発展に伴い、看護師を含め、医療従事者には常に新しい知識や技術が求められる。（※第４文と第５文を入れ替える）[3]~~病院で最善の治療を行えるように、~~最良の看護を提供するために、日常行われる院内での研修に意欲的に取り組み、医師、先輩看護師からの指導内容を身につけられるよう努める。[4]また、外部の研修会に積極的に参加し、最先端の知識や技術を身につけたい。[5]~~このように、看護師として~~日々精進することで、高い専門性を有する看護師になれると考える。

[1]次に、多職種と連携することの重要性について述べる。[2]私は、成人看護実習で整形外科病棟~~に~~の配置~~された~~になる。[3]そこで~~は~~、看護師~~が~~と理学療法士との多職種連携の実際を経験できた。情報の共有は電子カルテ上で行うのである。~~情報を共有していた。~~[4]カルテには、回復状況に応じた移動方法についての所見がある。~~った。~~[5]看護師はこの情報をもとに、~~車いすに依存する傾向が強かった~~患者様に対して松葉杖の使用を促していた。[6]~~また、ただ促すだけではなく~~（※可能な限り否定形を避ける）、説明するときの~~看護師の~~言葉や表情は穏やかで、患者様の不安を取り除く配慮にあふれていた。

[7] ~~患者様を一番理解している看護師の対応と理学療法士の所見がなければ、~~（前後入れ替え）車椅子への依存度が高い患者様であるので、理学療法士と看護師の連携~~対応と理学療法士の所見~~がなければ、病棟での生活は車椅子から離れられず、自立歩行への移行が遅れ、~~ないものになっ~~ていたに違いない。[8] 情報の共有が~~よりよい~~最良の看護につながることを目の当たりにし~~て~~、多職種との連携が不可欠であることを改めて実感した。

[1] 私は、高い専門性~~のある~~を有し、臨機応変に対応できる看護師を目指している。[2] ~~多職種と連携を図りながら~~貴院のPNSやスキルラボの活用などに積極的に取り組むとともに、多職種の治療や対応を学び、目指す看護師像に近づいていきたい。[3] そうすることで、患者様とその家族に、看護師の使命でもある安全で安心な看護を~~患者様とその家族に~~提供することができる~~と考える~~。

【例文：字消しなし】

私は、高い専門性を有する看護師となり、どのような状況にも臨機応変に対応できる看護師を目指している。そのために、研修を重ねるとともに、多職種との連携を図ることを通して目指す看護師像の実現に努めたい。

はじめに、研修について述べる。医療技術や科学技術の発展に伴い、看護師を含め、医療従事者には常に新しい知識や技術が求められる。最良の看護を提供するために、日常行われる院内での研修に意欲的に取り組み、医師、先輩看護師からの指導内容を身につけられるよう努める。また、外部の研修会に積極的に参加し、最先端の知識や技術を身につけたい。日々精進することで、高い専門性を有する看護師になれると考える。

次に、多職種と連携することの重要性について述べる。私は、成人看護実習で整形外科病棟の配置になる。そこで、看護師と理学療法士との多職種連携の実際を経験できた。情報の共有は電子カルテ上で行うのである。カルテには、回復状況に応じた移動方法についての所見がある。看護師はこの情報をもとに、患者様に対して松葉杖の使用を促していた。説明するときの言葉や表情は穏やかで、患者様の不安を取り除く配慮にあふれていた。車椅子への依存度が高い患者様であるので、理学療法士と看護師の連携がなければ、病棟での生活は車椅子から離れられず、自立歩行への移行が遅れていたに違いない。情報の共有が最良の看護につながることを目の当たりにし、多職種との連携が不可欠であることを改めて実感した。

私は、高い専門性を有し、臨機応変に対応できる看護師を目指している。貴院のPNSやスキルラボの活用などに積極的に取り組むとともに、多職種の治療や対応を学び、目指す看護師像に近づいていきたい。そうすることで、患者様とその家族に、看護師の使命でもある安全で安心な看護を提供することができる。

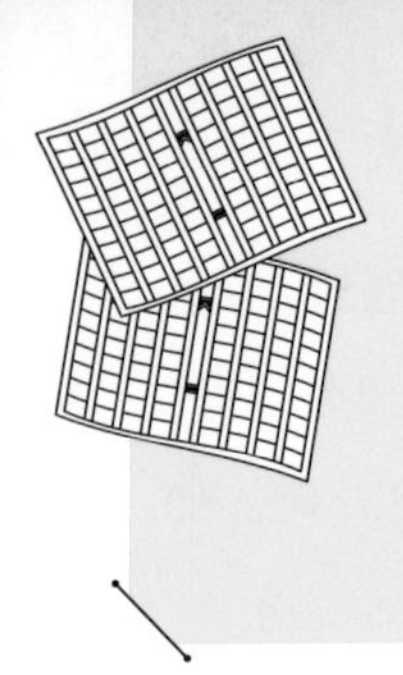

まとめ

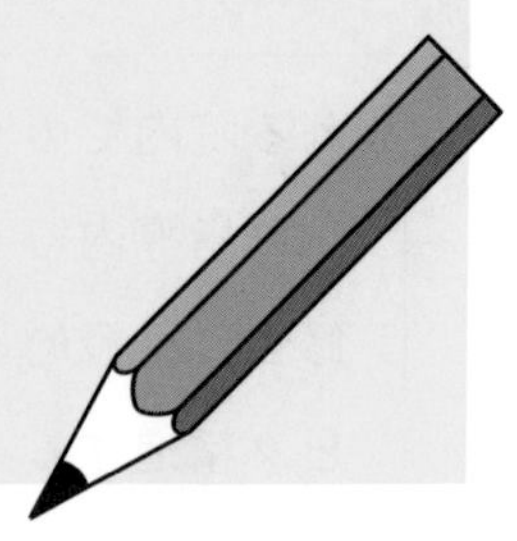

テーマ「私の目指す看護師像」に向き合ってきたAさんの文章から、小論文作成上のいくつかの要点を述べてきました。

まずは自分の内面と向き合うことを大切に

文章、文字には、書き手の内面にある価値観や考え方が無意識に出てくるものです。逆に、咄嗟には、ふさわしい文字や表現、言葉で伝えることは簡単ではありません。文章は分身ですので、ていねいに十分に伝えたいものです。だからこそ、活字に起こす時間を大切にしてほしいのです。この時間は内面と向き合う時間です。特に、看護実習で経験したことの意味を適切に表現してほしいと考えています。あなたも本学の学生のように、看護実習では、意味や価値のあることをたくさん経験しているはずです。これらが小論文に文字として表れるように願っています。

以下は、Aさんの自己評価への対策として述べてきたことをまとめたものです。

POINT

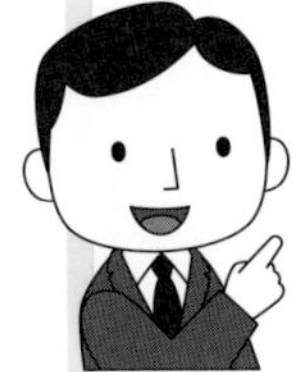

1 ■ 求められた文字数は書ける。
⟶文章の質で勝負する。
：見たままを時系列にした羅列を避ける（作文的）

2 ■ テーマ（課題）に迫っているかわからない。
⟶課題に正対する。
：求められていることに応える。

3 ■ 書いているうちにずれていく。
⟶構想を練る
：書くこと（考え）を整理する。
：ウェビングマップを効果的に活用する。

4 ■ 論理性がない。
⟶前文を受けて記述する。
：演繹的に説明する。
：段落を明確にする。
：構想で取り上げる事柄を本論で説明する。

5 ■ 適切な言葉や技法が不足している。
⟶「ローマは一日にして成らず」
：日頃の活字との出会いが重要である。
：自問自答が功を奏す。

第 3 章

例文と添削のポイント

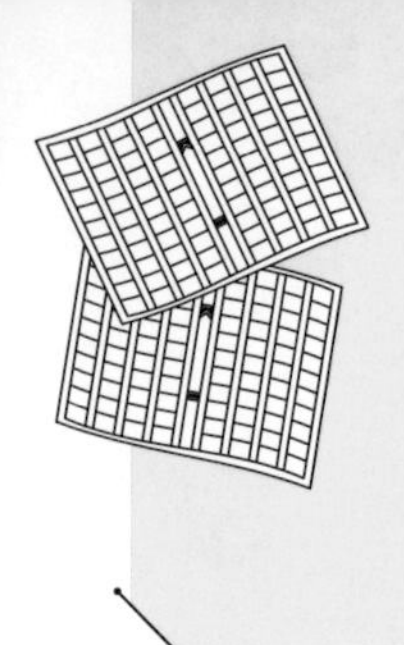

小論文対策

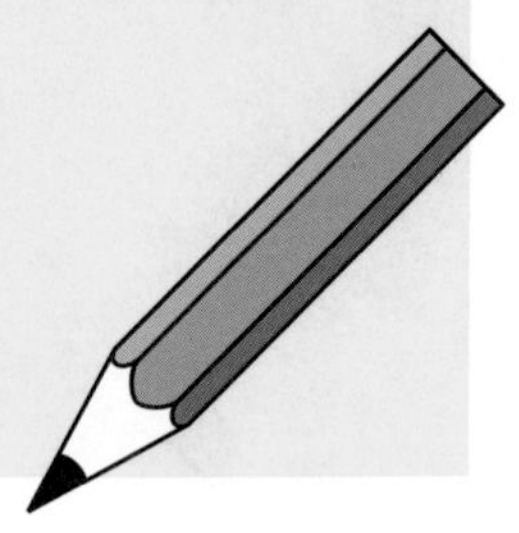

小論文対策は、志望する病院の出題傾向をふまえて行うことが大事です。経営理念に基づいたテーマ、医療における喫緊の課題を取り上げたテーマなど､出題傾向が見えてくる病院もあります。２～３年同じテーマで出題する病院、事前にテーマを提示する病院もあります。いずれにしてもテーマは、専門に関する内容と専門外の内容の二つに大別できます。

学生がリサーチしてきたある大学病院の過去問

平成29年度（30分／400～600字）

一次：給料をもらうとはどういうことか。

二次：社会人になるときに必要だと思うこと。

平成28年度（30分／400～600字）

一次：大人であるとはどういうことか。

二次：看護以外で好きなテーマを設定し、考えを述べよ。

三次：選挙権年齢の引き下げについて考えを述べよ。

平成27年度（30分／400〜600字）

一次：一点を取り上げて述べる。
自分の自慢できること
自分をほめてあげたいこと
最近話題のニュース

平成26年度（60分／800字）

一次：私の好きな言葉

この病院は、専門外のテーマを出題する傾向があります。学生の自立性や社会性の把握に重点を置いているととらえてよいでしょう。専門外のテーマに立ち向かうには、文章スキルを身につけるだけでは不十分です。いわゆる付け焼刃の効果は限定的です。日頃から活字に親しむことが求められます。目指す病院の出題傾向が、専門外のテーマになると予想されるのであれば、早い時期から読書に親しみましょう。

お勧めは、新聞の顔、第一面下段のコラムを読むことです。図書館、学習室の新聞を手に取るのは難しいことではありません。「今まで読んだことはありません。」と言っていたこの学生も続けました。同じ題材を扱った記事を目にすることができれば「超」幸運です。ぜひ比較してみてください。よい文章の要件が一目瞭然です。また、コラムの中に気に入った言葉や表現があれば書き留めておくことも大事です。語彙力・表現力が身につきます。

本章には、数本の小論文などを掲載しています。自力で作成した初稿、筆者の助言や指摘、推敲途中の文章、推敲後の２稿、筆者の例文があります。小論文に対する助言などをふまえ、小論文に必要な要点を確かめていくのもよいでしょう。あるいは、赤ペンを片手に添削しながら小論文のスキルを磨くこともできます。または、本学の学生が経験し、書き上げた視点を参考にしながら看護実習に臨む方法もあります。あなたにふさわしい読み方、取り組み方で本章に向き合ってください。

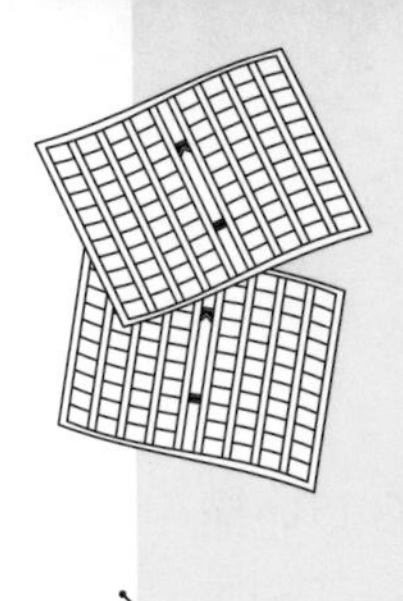

専門外のテーマ

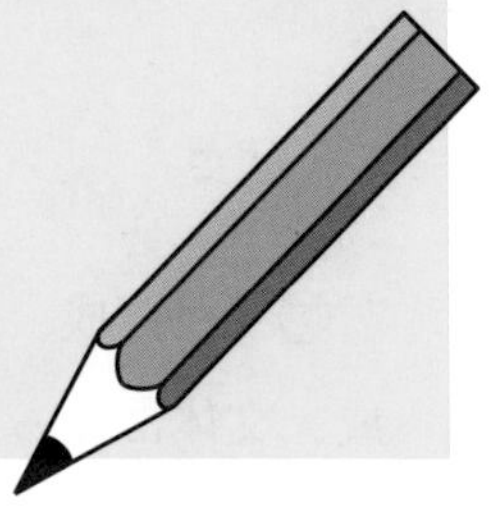

テーマ 給料をもらうとはどういうことか【初稿 382字】 30分／400字以内

[1]給料とは、与えられた仕事に責任を持ち、その仕事を十分にこなすことで頂けるものであると考える。

[1]私は、大学1年生の時に飲食店のキッチンでアルバイトを始めた。[2]主な仕事内容は、料理の提供や皿洗いなどであった。[3]お客様の事を第一に考え、料理はていねいに素早く提供することを心がけた。[4]食器も汚れのないように安全に洗った。[5]私は、給料を頂くからこそ、与えられた仕事は責任をもって十分にこなしていかなければならないと考えていた。[6]そのため、仕事に全力で取り組んだ後に頂く給料は、大きな喜びと励みになった。[7]これはどのような職業に就いても同じことが言えるのではないかと考える。

[1]以上のことから、給料をもらうということは、与えられた仕事に責任を持つということであると考える。[2]仕事に全力で取り組んだうえでいただく給料は大きな励みになる。[3]だからこそ、また仕事に対して前向きに取り組めるのだと考える。

よさ

㋐三段構成、双括型、常体にし、形式・表現上小論文らしい構成、文体になっています。

㋑経験をもとに、具体的に根拠を述べています。アルバイトを継続してきたことから忍耐力がうかがえます。仕事に対する創意工夫や心構えは責任感の表れです。仕事に対する誠実さが伝わり、出題者（採用者）の求めている社会性や自立性が見える内容になっています。

要検討

ⓐ第２段落第７文に「これはどのような職業に就いても同じことが言える」と述べています。看護師として受験する意識を前面に出してみましょう。核心部分の「与えられた仕事に責任を持ち」を受けるのであれば、「看護師の責任」として述べることがよりインパクトを与えます。

ⓑ第２段落は、第６文までとしましょう。第７文は結論で述べる内容です。

ⓒ第２段落の過去形の一部を変え、文章にリズムをつけましょう。現在形にすることも方法の一つです。臨場感が出て、「責任」が強調されます。

ⓓ第２段落の第１文。「飲食店のキッチンでアルバイトを始めた」は、「飲食店でアルバイトを始めた」とします。

ⓔ序論及び本論第５文にある「こなす」を他の言葉で表しましょう。こなす（熟す）は、「一定の仕事を処理する。特に、困難な仕

事を上手にやってのける」という意味です。近年、「こなして終わり」というように、単に処理をするという意味で用いられる傾向にあります。心のこもった仕事ぶりとは逆の意味で伝わってしまいます。「十分にこなす」と形容しているものの、あなたの考えがより正確に伝わるような言葉を選びましょう。

ⓕ濃い鉛筆を使用しましょう。

テーマ　**給料をもらうとはどういうことか【振り返り・推敲後 380字】** 30分／400字以内

[1]給料とは、与えられた仕事に責任を持ち、その仕事を十分に成し遂げることで頂けるものであると考える。

[1]私は、大学1年生の時から飲食店でアルバイトをしている。[2]主な仕事内容は、キッチンで料理の提供や皿洗いである。[3]お客様のことを第一に考え、料理はていねいに素早く提供することを心がけている。[4]食器は汚れを落とし、安全に洗う。[5]私は、給料を頂くからこそ、与えられた仕事に責任をもって取り組んでいる。[6]そのため、仕事に全力で取り組んだ後に頂く給料は、大きな喜びと励みでもある。

[1]看護師を目指す私にとって、給料を頂く仕事は、命に直結する責任を意味する。[2]患者様のことを第一に考え、適切に看護を行う。[3]医療機器の点検を怠らず、安全に扱うことを心がける。[4]このようなことが看護師の責任であり、その代償としての給料である。[5]給料をもらうということは、与えられた仕事に大きな責任が伴うということである。

よさ

㋐初稿における本論の第７文が、２稿では結論の第５文に包含されていると考えます。本論、結論の内容がそれぞれにふさわしいものとなりました。

㋑アルバイトの経験から看護師の仕事を考え、仕事と切り離すことのできない責任との関係から給料について述べています。一つの経験を看護師と重ねてとらえたことによって、柔軟な思考力や社会性がいっそう強調されました。問題に正対した小論文になりました。

さらなる飛躍を！

ⓐ第３段落、第１文の書き出しの例です。「翻って、看護師を目指す私が給料を頂くことは、命に直結する責任を意味する。」いかがですか。

ⓑ第２段落の語尾がすべて現在形になっています。読み手のリズムを変えるためにも繰り返しは避けます。以下の語尾を参考にしてみましょう。文の番号は書き直し後のものです。

第１文：アルバイトを続けている。

第２文：皿洗いだ。

第３文：お客様のことを第一に考え、料理はていねいに素早く提供し、食器は安全に洗い、汚れを落とすことを心掛けてきた。

第4文：責任を感じる。

以上の語尾にして第2段落を書き直してみましょう。次のようになります。（本論177字から167字）

> [1]私は、大学1年生の時から飲食店でアルバイトを続けている。[2]主な仕事内容は、キッチンで料理の提供や皿洗いだ。[3]お客様のことを第一に考え、料理はていねいに素早く提供し、食器は安全に洗い、汚れを落とすことを心掛けてきた。[4]私は、給料を頂くからこそ、与えられた仕事に責任を感じる。[5]そのため、仕事に全力で取り組んだ後に頂く給料は、大きな喜びと励みでもある。

ⓒ字形（はらう所ははらう、接筆＜線や点の接し方・離し方＞に注意、丸文字は避けるなど）にも心を配りましょう。

テーマ　大人であるということは【初稿　380字】30分／500字以内

[1]大人であるとは、自分の言動に責任を持つことだと考える。

[1]以前、兵庫県明石市の市長が、道路拡幅工事に伴うビルの立ち退き交渉をめぐって職員に暴言を吐いたことで問題になっていた。[2]市長は、自らの発言を反省し、責任を取って辞任した。[3]しかし、小学生や中学生が友達に暴言を吐いたからといってニュースに取り上げられるほどの騒動にはならない。[4]学生と大人の違いはこのような所であると考える。

[1]看護師を目指している私にとって、患者様やその家族に

対する言動には気をつけなくてはいけない。[2]自分の無責任な言動が患者様の治療に支障をきたしたり、家族の信頼が薄れる可能性がある。[3]だからこそ、大人と学生の違いをわきまえて自分の行動に責任を持ち続けたいと考える。

[1]大人であるとは、自分の言動に責任をもつことである。[2]そのためには、感情的にならずに、何事にも冷静に判断し、行動することが必要であると考える。

よさ

㋐新聞を読んでいることが読み手に伝わります。専門外のテーマに正対するためには、この文章のように、アンテナを高く張り、日常の出来事から素材を選べるまでにしていきましょう。素養の豊さがあふれる文章は好意的に受け取られます。高評価間違いありません。

㋑文章の構成が明確です。核心部分になる言動と責任について、事例を取り上げて大人と子ども・学生との違いを述べています。さらに、看護師の言動と責任として論を展開しており、前回のテーマ「給料をもらうとはどういうことか」での学習成果（汎用性）が見られます。

要検討

ⓐ結論では、看護師の立場で論じる言動と責任の関係を簡潔に述べましょう。

ⓑ第３段落、第２文の「支障をきたしたり、家族の信頼が薄れる可能性がある。」は、「支障をきたしたり家族との信頼が薄れた

りする可能性がある。」とします。「〜たり」は、「〜たり〜たり」と重ねて用います。「たり」は一つではたりない（足りない）と覚えましょう。なお、「支障をきたしたり家族の信頼を損ねたりする可能性」の方がすっきりしませんか。因果関係としてとらえるならば、「支障をきたし、家族との信頼関係を損ねる」とすることもできます。

ⓒ結論の第２文について。「感情的にならずに、何事にも冷静に判断し、行動することが必要」とあります。この表現は唐突です。本論までの文中で使っていない言葉や表現を用いてはいけません。文脈が損なわれます。類義語や異なった表現にすることは問題ありません。第２文をそのままにして生かすのであれば、第２段落の第１文あるいは第２文の市長の行為（発言）を修飾する方法が考えられます。

テーマ　大人であるということは【振り返り・推敲後　477字】30分／500字以内

[1] 大人であるとは、自分の言動に責任を持つことだと考える。

[1] 以前、兵庫県明石市の市長が、道路拡幅工事に伴うビルの立ち退き交渉をめぐって職員に暴言を吐いたことが報道された。[2] 市長は、熱意が空回りし感情的になった自らの発言を反省し、責任を取って辞任した。[3] しかし、小学生や中学生が友達に暴言を吐いたからといって、ニュースに取り上げられるほどの騒動にはならない。[4] 学生と大人の違いはここにある。[5] 大人の言動には責任があるということだ。

> [1]看護師を目指している私にとって、患者様やその家族に対する言動に責任がある。[2]自分の無責任な言動は、患者様の治療に支障をきたしたり家族の信頼を損ねたりする可能性がある。[3]だからこそ、大人と学生の違いをわきまえ、自分の行動に責任を持ち続けたいと考える。
>
> [1]大人であるとは、自分の言動に責任をもつことである。[2]この４月から、私も名実ともに社会人となる。[3]これまでは二十歳を過ぎたといえども学生として保護されている一面があった。[4]今後は、一人の大人としての責任がついてくる。[5]自分の言動に責任を持て何事に対しても冷静に判断し、行動することが必要であると考える。

よさ

㋐第３段落で看護師としての責任を述べ、第４段落で一人の社会人としての責任について述べています。推敲を通して、大人には公私にわたる責任が伴うという結論を導き、小論文の質を高めています。

さらなる飛躍を！

ⓐ他のテーマにおいても、ウェビングによって構想を練り、書くことを明確にし、時間、字数配分をしてから書きはじめましょう。これらの手順を踏むことによって、伝わる文章に仕上がっていきます。

ⓑ字形を整えましょう。特に接筆に注意することです。

テーマ

児童虐待を防ぐためにできること【初稿 537字】 30分／600字以内

昨今、児童虐待に関する報道が後を絶たない。このようなニュースを耳にすると、私は非常に心苦しく感じる。自分たちにできることはないだろうかと考え、テーマを「児童虐待を防ぐためにできること」とする。

昨年の3月、東京都目黒区に住む女児が虐待死した。死因は不詳だが、女児には多数のあざや皮下出血があった。女児の父親が日常的に暴力をふるっていたことを認め、逮捕された。また、母親も保護責任者遺棄致死の疑いで逮捕された。本件は、近所の住民や病院から何度も通報があり、二つの児童相談所が介入していた。女児が死に至る前に、未然に防げるチャンスはあったということだ。この事件から、虐待をいち早く見つけることが、初期段階として重要であると考えた。また、虐待の疑いがあると感じた時は、すぐにでも児童相談所に相談することが重要である。これらのためには、まず、地域とのつながりを構築することが大切であると考えた。地域社会に関心を持つことで、子どもたちへの変化にも気づけるのではなかろうか。

年々増え続けている児童虐待。虐待に苦しむ子どもたちを守るために、私たちのような地域住民がいち早く気づいてあげる。児童相談所に相談するなどの行動に出る。そのためにも私は、地域に目を向け、地域との交流を深めたいと考える。

◎ よさ

㋐テーマ設定の理由が簡潔に示されています。学生の社会性や素養を把握するにふさわしいテーマに挑戦しました。出題者の意図に見事に応えた序論になっています。

㋑課題が看護以外でのテーマとなっており一切看護と関連させずに論じています。一方で、虐待から守れる命に論を展開するところに、看護師の資質が横たわっているように感じます。この取り上げ方をどのように判断したらよいでしょう。条件にある「看護以外のテーマ」に背くでしょうか。

だれにも、日常生活を職業意識にあふれた視点でとらえる時期があります。今のみなさんのように、看護師だったらこうするであろう、病院ではどう対応するのかななど、看護師の立場で物事をとらえ、考えるように。気にしなくてもよい場面や局面においてさえ、職業人目線、社員目線でとらえ、判断します。採用試験を控えたこの時期、入社し、研修に勤しむ時期、キャリアが変わる前後などには、その立場になって物事をとらえる傾向が強くなります。98〜101ページにある小論文には、この特徴が顕著に表れています。人間の成長過程においても、キャリアアップのプロセスにおいてもとても大事なことです。看護師を目指している今のみなさんにとっては、看護観の形成になっています。

虐待をテーマに選択し、守れる命で論を展開したことは、このテーマの条件に背くことになるかもしれません。採用者の判断に委ねられていますが、筆者は、高く評価したいと考えます。なりたい看護師像、目指したい看護師像を思い描いているこの時期は、日常が看護師、保健師の眼でとらえられていても不思議ではありません。この学生の文章も、本章98〜101ページの文章も、テーマに向き合う姿勢が高く評価されるところと考えます。

㋒挑戦的なテーマです。面接で質問されることも考えられます。命の尊厳や命と向き合う看護師の使命感を伝えるには望むところですね。

要検討

ⓐテーマを「児童虐待を防ぐためにできること」としていますが、本論、結論で述べられていることは、現在すでに、学校や児童相談所などが懸命に取り組んでいることです。それでも増え続けている虐待（死）です。「できること」と設定するには、専門的な知見が求められますので、事案・事件から見える改善点を所見として述べてはどうでしょうか。さらにもう一言。「組織としての対応力」「個人（担当者）の資質・能力向上」という２つの視点からとらえることはできませんか。

ⓑ第２段落目の各文の語尾に変化を与えましょう。過去形が連続しています。

ⓒあなたの説明を読んで感じるのですが、序論の第二文「心苦しく感じる」は、「心を痛める」ではありませんか。

テーマ　児童虐待を防ぐために【振り返り・推敲後　565字】　30分／600字以内

昨今、児童虐待に関する報道が後を絶たない。このようなニュースを耳にし、非常に心を痛める。テーマは「児童虐待を防ぐために」とする。未然防止策として、一人一人の専門性を磨くこと、チームで多様な視点から事案を検討することが必要であると考える。

昨年の３月、東京都目黒区に住む女児が虐待死した。死因は不詳だが、女児には多数のあざや皮下出血があった。父親が日常的に暴力をふるっていたことを認め、逮捕されている。また、母親も保護責任者遺棄致死の疑いで逮捕された。本件は、近所の住民や病院から何度も通報があり、二つの児童相談所が介入していた。これは、未然に防げるチャンスがあったということだ。本件以外にも教育委員会や児童相談所がかかわっていたにもかかわらず、発生した虐待死がある。今年１月、千葉県野田市に住む女児が受けた父親からの虐待もその一例だ。

私は、やはり、一人一人の専門性を磨くこと、チームで事案を検討することの必要性を感じる。最近は、地域住民からの通報件数も増えている。日常における地域住民の感覚も判断材料になると考える。関係機関を欺こうとする親の狡猾さを見抜くことができるからだ。また、警察や弁護士などの専門家との連携のもとに、多様な視点から対応を協議する必要を感じる。慣例にこだわらず、法的な根拠をもとに、救える命を守らなければならない。

よさ

㋐新聞を読み続けている効果が現れました。複数の事案をもとに論じたことによって、迫力のある主張になりました。

㋑初稿で「地域とのつながりを構築することが大切である。」と述べていましたが、振り返り・推敲後はさらに踏み込んでいます。虐待の判断は、地域住民の声と多様な視点にもとづくと述べています。報道内容を理解し、読み込んでいることがわかります。

さらなる飛躍を！

ⓐ新聞の読み取りが的確になっています。今後も継続していきましょう。

ⓑ報道での厳しい指摘を「専門性を磨く、チームで検討する」と柔らかい表現に変えています。テーマによっては、ストレートな表現が効果を発揮する場合もあります。批正的思考（クリティカルシンキング）・批正的な文章は、正確な情報や豊かな知識によって支えられます。小論文に限らず、磨き、身につけたい能力の一つです。

テーマ　**自慢できること・ほめてあげること【初稿 519字】** 30分／600字以内

（字消し及び行間は筆者による添削）

私の自慢~~できること~~は、意志の固さだ。一度やると決めたことは、妥協せず、常に向上心を持ってやり抜く力~~がある~~。

最後まで

このことをほめてあげたい。

私は、大学一年~~生の時~~から今まで、辞めずに同じ飲食店で

アルバイトをしている。~~当時一緒に始めた人は５人であった。~~

当時一緒に始めた４人はもういない。

~~現在も続けているのは、私一人である。~~主な仕事~~内容~~はキッ

チンでの料理~~提供~~や皿洗い、掃除等~~が~~ある。お客様相手の

で

仕事であり、~~仕事量が多く、辛いこともあった。~~今、なお

気を抜くことはできない。仕事量が多く、

辛いと感じたこともあった、しかし、

続けられているのは、先輩方から~~少しずつ~~料理の作り方な

どを積極的に教えていただき、自分にできることが増えた

からだ。7 ~~料理だけでなく、~~皿洗いや掃除~~も~~妥協せず、~~安~~

今では、料理はもちろん、　　でも

~~全を保つためにていねいに行っており、自分に~~できること

ていねいに、しかも安全に行っている。そして、

を見つけ~~、~~取り組んでいる。

て積極的に

　看護師の仕事もまた、~~やり抜く~~ことで見えてくることがあ

続けていく

るはずである。私は、先輩からの指導で~~知識や技術を身に~~

多くのことを学び

~~つけ~~、専門性を磨いていきたい。~~学んだ事をもとに、~~力量

を高め、患者様に質の良い看護を提供したい。そして、後輩の見本となれるように日々、向上心を持って、全力で取り組む。

私の自慢できることは、意志の固さだ。~~看護師になって~~こ
看護師になっても
の強みを発揮したい。キャリアの節目、節目で振り返った時、この強みを実感している自分に出会いたい。

○ よさ

㋐テーマに正対しています。小論文に向き合う姿からも意志の強さを感じます。助言に対し、納得するまで質問するあなたの取り組みから、料理の作り方を質問する姿を容易に想像できます。

㋑自慢の強みを仕事に生かすという内容になっています。そして、仕事をする際の心がけと力量形成について、アルバイトの経験をもとに論じています。「ていねいで安全な仕事」は、看護行為に求められる資質能力の一つです。汎用能力の高さが伝わる内容になっています。

要検討

ⓐ第２段落が時系列で網羅的に記述されています。そのために、いわゆる「作文的な文章」になってしまいました。時間軸を変えたり意味づけたりしながら、現在形の表現も入れてみましょう。

（作文的な文章の修正については本章「小論文と作文の違い」を参照）

構想の眼

このようなテーマには、謙虚と奥ゆかしさで応えたいものです。自己主張が強すぎ、自慢話になっては逆効果です。読み手が引いてしまいます。他者に指摘される長所、意識的に取り組んでいることなどを伝える方法もあります。面接での質問を想定して考えてみるとよいでしょう。「あなたの長所をお話しください。」このような質問に答えるように作成しましょう。

テーマ　自慢できること・ほめてあげること【例文：筆者作成 538字】 30分／600字以内

強い意志をもって生活するようになって、自分自身をほめる機会が増えたように感じる。課題に向き合っている私に、「根性あるね」と友達は言う。意識していることが他者の目に留まることはうれしい。このような時私は、父に感謝するとともに、自分をほめることにしている。

「ネバーギブアップ」私はこの言葉を座右の銘にしている。一人暮らしを始める私に言った父の言葉である。強い意志を持って、たゆまず励むことを伝えたかった父の教えを胸に刻み、学生生活を送ることにした。

私は、大学一年の時から同じ飲食店でアルバイトをしている。当初は皿洗いと掃除ばかりで、変化のない単純作業であった。お客様が多い日には重労働と化す。同期の４人も一人ずつ去った。現在私が料理を任されるようになったのは、父の言葉を思い出しながら仕事に向き合ってきたからだと考える。単純作業、重労働と感じた仕事も、続けることで自分なりに工夫し、変化させることもできるようになった。「ネバーギブアップ」によって、仕事のこつをつかみ、楽しさを見出している。

４月から始まる看護師の仕事もまた、覚えることから始まる。「ネバーギブアップ」を心の友として、一日も早く看護師としてのこつを身につけ、患者様に質の良い看護を提供できるようになりたいと考える。

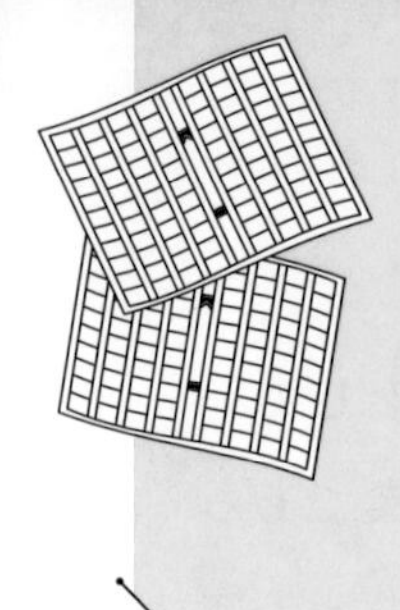

専門性に関するテーマ

この項には、過去問からテーマを選び作成した小論文を掲載しています。似たテーマもあります。それぞれの視点や工夫している表現などを読み比べてください。

テーマ「チーム医療における看護師の役割、看護観」（30分600字以内）

テーマが曲者（くせもの）です。「チーム医療における看護師の役割」と「看護観」の２つについて応えるよう求めています。問題を見た瞬間、制限時間30分で、２つの内容を600字以内に収めることは不可能だと思ってしまうのではないでしょうか。しかも、「始めてください」の合図とともに、目に飛び込んでくるのですから、一瞬固まってしまう人もいるかもしれません。

でも安心してください。このようなテーマには対策があります。２つのことを関連づけて論ずるのです。チーム医療における看護師の役割の中に、あなたの看護観に通じるものがあるはずです。役割と看護観とを関連づけることによって、求められている２つのことに対し、キーワード１点のみで応えることができます。

学生からの聞き取りで、「報告・連絡・相談」は２つの問いに共通するキーワードであることが明らかになりました。安全を担保する言葉（行為）であることを確認し、このキーワードをもとに小論文を作成することにしました。

テーマ **チーム医療における看護師の役割、看護観【初稿 362字】**

チーム医療における看護師の役割と私の看護観に共通していることは、報・連・相である。

チーム医療を支えるのは、医者をはじめ、看護師など多職種同士の情報共有である。情報共有を行うことで、一人一人の患者様に対して理解を深めることができる。理解を深めることで、看護師は、個別性のある質の高い看護を提供することができる。情報共有をすることに伴い、患者様の最も近くでお世話している看護師からの報・連・相は、チーム医療の中で重要である。

次に、どのような多忙の中でも、安全・安心な医療の提供を行う。インシデントの回避に努める。これが私の看護観である。これらのために、先輩方への相談や引継ぎ、医者や薬剤師等との情報共有を積極的に行う。

これらのことから、報・連・相はチーム医療における看護師の役割において必要不可欠であり、私の看護観の根幹である。

よさ

㋐難しいテーマに応えようと工夫した戦略は読み取れます。チーム医療における看護師の役割として「報告・連絡・相談」は重要であり、自分自身の看護観でもあると述べています。問われた2つのテーマに共通するキーワードで結合し、その視点から述べる方法が効果的です。

㋑「報告・連絡・相談」が重要である理由について、筆者の質問に答えたことを思い出してください。「多職種が連携することによって逆に情報が共有されず、最優先されるべき安全・安心が損なわれることも考えられます。患者様のことについて一番理解できる看護師が中心になって情報を確認することが求められます。」多様な側面から患者を支えるはずのチーム医療の課題を指摘していました。この危機管理を活字にしてみましょう。

㋒学生から次のような言葉もありました。「看護師間の日々の連携を観察し、その重要性を感じました」。このように見取ったのであれば、医療事故回避の視点からも「報告・連絡・相談」の重要性を述べられます。

㋓文字がていねいです。

要検討

ⓐ字数制限のある小論文では、同じ言葉や表現を繰り返すことは避けましょう。「チーム医療」に関する的確な言葉で端的に表現することが必要です。構想を練る段階で、十分に時間を取りましょう。

初めてのテーマ、苦手なテーマで作成する場合、制限時間を気にする必要はありません。明確な構想の下に作成することが大事です。練習とはいえ、文字化、言語化したことは頭と指が覚えます。したがって、練習であっても構想には十分な時間を充てることです。

ⓑ表記について。「報・連・相」は、省略せずに「報告・連絡・相談」と書きましょう。

ⓒ「情報共有を行う」は、「情報を共有する」です。

テーマ **チーム医療における看護師の役割、看護観【振り返り・推敲後 484字】**

チーム医療における看護師の役割の第一は、安全、安心を実現するための「報告・連絡・相談」である。いわゆる「ほうれんそう」は、私が大切にしている看護観そのものである。[1]チーム医療を支えるのは、医者をはじめ、看護師など多職種同士の情報共有である。[2]そのことによって、一人一人の患者様に対する理解を深めることができる。[3]また、患者様の抱えている様々な問題を素早く把握し対応できる。[4]さらに、持ち合わせていない視点や知識などを身につけられる。[5]このプロセスがあって初めて看護師は、個別性のある質の高い看護を提供できる。[6]チーム医療における「報告・連絡・相談」は、重要な位置づけである。

また、看護師間における「報告・連絡・相談」も極めて重要である。重大インシデントは、日常における連絡が疎かになることで発生している。薬剤投与時などのダブルチェック、交代時の引継ぎなど、些細だと思われがちなことをていねいに行うことが求められる。「報告・連絡・相談」の基礎・基本として大切にしたい。

このように、「報告・連絡・相談」は、チーム医療における看護師の役割として最重要事項であり、私の看護観の根幹である。

よさ

㋐第２段落の第３文目は、多職種連携が求められる背景をふまえて表現されています。さらに、第５文目で、その人らしく生きるための支援となる考え方を述べています。これらの表現を通して、これまでの学習を振り返り、教科書などを読み返したことが想像できます。専門性に関するテーマで作成する小論文は、知識の整理を伴う活動になります。

㋑チーム医療における「報告・連絡・相談」として論じることによって、制限字数内で求められた２つのことを述べることができました。

要検討

ⓐチーム医療は、医療が高度化・専門化する中で、患者の人権や尊厳を守り、その人らしく生活することを支援するための制度設計です。チーム医療のキーパーソンは、看護師です。

患者には、身体的・精神的苦痛、社会的・経済的・心理的な問題が生じます。それらを緩和・解決するために必要な専門職への橋渡しが必要になります。2010年３月に取りまとめられた厚生労働省の「チーム医療の推進に関する検討会」(報告書)*にあるキーワードをピックアップしましょう。その言葉や表現を参考にすることできらりと光る文章になります。看護師にはチームの要としての役割が求められています。

＊：https://www.mhlw.go.jp/shingi/2010/03/dl/s0319-9a.pdf

テーマ　自分が共感する看護理論家の考えとその理由【初稿 541字】 30分／600字以内

ヘンダーソンの「看護の基本となるもの」には次のようなことが示されている。「患者は、体力・意志力・知識の不足により適切な行動がとれない。看護師は患者のニードを把握し、それらが充足するように援助することが大切である。」私は、ヘンダーソンの基本的ニードと看護の考え方に共感する。

これは成人看護実習で出会った患者様の話である。その患者様は、夜間トイレへ行く回数が多い方だった。2時間に1回はトイレに行っていたため、患者様に睡眠はとれているか尋ねた。患者様は、「問題ないです。」と答えたが、日中も寝ていることが多かった。そのことから、本当は夜間十分に眠れていないのではないかと考え、翌日以降も患者様に困っていることはないか、何度か尋ねた。「実は、夜トイレに行くことが多く、眠れなくて困っている。」と話してくれた。ヘンダーソンの「患者が必要としていることを知るためには、皮膚の内側に入り込まなければならない。」ということを実感した出来事であった。何も訴えがない患者様であっても観察し、言葉以外から患者様の意思や抱えていることを考えることが大切だ。

患者様が何も訴えないからニードは充足していると考えてはならない。私もヘンダーソンの考えに基づき、患者様が求めていることを支援できる看護師になりたい。

◎ よさ

㋐共感する理念をそらんじて言えることに驚きました。だからこそ、実習中の看護に反映することができたのですね。患者をよく観察し、言葉がけのタイミングなどを工夫したことでしょう。学びや看護に対する誠実で熱意のある姿が伝わってきます。

㋑文脈の整った文章になっています。自信をもって作成しましょう。

※小論文を読んだ後に面接をする病院であれば、質問しやすい内容になっています。ヘンダーソンの理念を感じた他のエピソードについて聞かれるかもしれません。

◎ 要検討

ⓐ序論の書き出しを入れ替え､核心部分を第１文にしましょう。読み手にインパクトを与えたいからです。

ⓑ本論のエピソードについては、時間の経過で述べることを避けましょう。説明と描写を交互に入れながら書いてみましょう。現在形と過去形が入り混じった語尾に挑戦です。過去形を現在形で表現することによって臨場感が生まれ、読み手に強い印象を与えます。

ⓒ序論と本論の内容を整理しましょう。本論は、序論で述べる核心部分の根拠になるものです。

ⓓ字形を整えましょう。

ⓔ濃い鉛筆を使用しましょう。

テーマ　自分が共感する看護理論家の考えとその理由【振り返り・推敲後 553字】 30分／600字以内

私は、ヘンダーソンの基本的ニードと基本的看護の考え方に共感する。ヘンダーソンは著書「看護の基本となるもの」の中で、「患者は、体力・意志力・知識の不足により適切な行動がとれない。看護師は患者のニードを把握し、それらが充足するように援助することが大切である。」と述べている。さらに、「患者が必要としていることを知るためには、皮膚の内側に入り込まなければならない。」と記している。

実習で出会った患者様の中には、痛みや困りごとなどを言葉にしない人もいた。成人看護実習で出会った患者様がニードの把握を教えてくれた。この患者様は、夜間2時間おきにトイレに行く。睡眠はとれているか尋ねるが、返答は「問題ないです。」である。日中も寝ていることが多いことから、本当は、寝不足を悩んでいるはずである。その後も患者様に何度か尋ねた。「実は、夜トイレに行くことが多く、眠れなくて困っている。」と話してくれたのである。まさに、ヘンダーソンの言う「皮膚の内側に入り込むこと」の重要性を実感する出来事であった。

患者様を観察し、表情やしぐさに表れる思いをくみ取ることが大切だと考える。患者様の気持ちや抱えている心配事を把握することで、看護を変え、改善を図ることができる。私もヘンダーソンの考えに基づき、患者様が求めていることを支援できる看護師になりたい。

よさ

㋐各段落の内容が整理され、文脈がより整い、主張が明確になりました。

㋑動詞の語尾を変えたことによって、臨場感に包まれテンポよく読める小論文になりました。現在形にすることによって、読み手にリズムが生まれ、実習の様子が生き生きと伝わります。

㋒文字の大きさ、濃さが改善されました。

さらなる飛躍を！

ⓐ看護実習でのエピソードを取り上げる場合は、語尾を工夫することです。現在形と過去形を織り交ぜ、同じ動詞の重複を避けましょう。

テーマ　今一番興味を持っている医療問題について【初稿　448字】 30分／600字以内

私は、ある病院で起きた人工透析を中断した女性患者の死亡問題に注目している。

人工透析を必要としている患者が、透析を中断するということは死を意味する。なぜ、患者が中断を申し出た時に医師はそれを了承したのか。人工透析を受ける患者は、一般的には週３回以上来院し、１回３時間以上の透析を行う。患者はそれぞれ仕事や学業、生活がある中でこの治療を行わなければならず負担も大きい。だからこそ、医師や看護師は患者の負担を理解し、透析を継続できるように支援すべきであったと考える。患者が透析中断を選んだその背景に何があるのかを知り、支援を考える必要があったのではないか。医師や看護師、ソーシャルワーカーなど多職種で連携し、患者を支えていくことはできなかったのであろうか。

この問題から改めて医療従事者は、患者の身体的問題だけでなく、精神的、社会的、経済的背景を知り、総合的に患者について知り、支援していくことが大切であると考える。患者一人一人がその人らしい生活を送ることができるように考え、支援できる看護師になりたい。

よさ

㋐社会的反響の大きい医療問題に向き合っています。報道間もない事案を取り上げたことは、高い評価につながるでしょう。題材の選択や的確な表現などに、新聞を読み続けている効果が表れています。

㋑文章構成が、医療従事者としての使命感とチーム医療を通した問題解決から成っています。よい視点、取り上げ方です。質問に対する説明でも、患者を支える看護師としての姿が明確に伝わってきました。患者と真摯に向き合おうとする看護観をストレートに表現するとよいでしょう。命を最優先することについての所見では､遠慮することなく思いのたけを活字にすることです。

要検討

ⓐテーマは、「今一番の興味」なのです。興味の対象を明確にする必要があります。序論で、「死亡問題に注目している」と述

べています。本論では、「多職種で連携し、患者を支えていくことはできなかったのであろうか」と疑問を呈しています。さらに、結論では、「患者に対してその人らしい生活ができるよう支援する看護師を目指す」と述べています。テーマを読み取り、文脈を整える必要があります。テーマに正対しましょう。「医療問題」の問題に意味があります。それが「興味の対象となっている」わけですから、その根拠を述べる必要があります。つまり、取り上げた事案あるいは事故の問題点を指摘し、そのことについて所見を述べることになります。

ⓑ表現が重複している箇所があります。シンプルに表現しましょう。

ⓒ「患者の身体的問題だけでなく」の「だけでなく」について再考してください。よく目にする言葉です。複数のことを取り上げる場合、もっと他にもあることを強調する場合に用います。しかし、否定形にすることで、「だけでなく」と結びついた言葉がかすんでしまいます。後に示される言葉の方に意識が向かい、重きがあるように伝わってしまいます。強調するどころか比較され、低くとらえられることもあります。同程度に重要なことであれば、肯定的な表現にしましょう。

テーマ　今一番興味を持っている医療問題について【振り返り・推敲後　512字】　30分／600字以内

私は、ある病院で、人工透析を中断した女性患者が死亡したことに違和感をもっている。医療従事者は、本来患者の命を守らなければならない。この報道は、医療従事者のあるべき姿を突きつけてくる。

人工透析を必要としている患者が、透析を中断するということは死を意味する。患者が中断を申し出た時、なぜ医師は了承したのか。人工透析を受ける患者は、一般的には週3回以上来院し、1回3時間以上の透析を行う。仕事や学業など、生活がある中での治療は負担も大きい。だからこそ、医師や看護師は患者の負担を理解し、透析を継続できるように支援すべきであったと考える。患者が透析中断を選んだその背景を知り、支援を考える必要があった。医師や看護師、ソーシャルワーカーなど多職種で連携し、チーム医療で患者を支えていくことができたはずである。

医療従事者は、患者の身体的問題はもとより、精神的、社会的、経済的な背景等をふまえ、総合的に患者を支援していくことが必要であると考える。患者一人一人がその人らしい生活を送ることができるように努めることこそ、医療従事者の責務である。看護師のあるべき姿を再認識するとともに、どのような状況にあっても患者を支援できる看護師になりたい。

よさ

㋐興味の対象が「死亡問題」から「医療従事者のあるべき姿」に変わりました。このことによって、事案の問題が顕在化され、解決策を示す構成に変えることができました。文脈も整い、主張が明確になっています。

さらなる飛躍を

ⓐ一文の中に動詞が多くなればなるほど、読みづらくなるものです。動詞を少なくするとともに、形容詞などの修飾語も整理したいものです。例えば序論は次のようになります。

過日の報道である。ある病院で、人工透析を中断した患者が死亡した。私は、この事案に違和感を覚える。同時にこの報道は、医療従事者のあるべき姿を突きつけていると考える。

ⓑ書き始める前の要点を述べます。

・テーマの意図を読み取ることが重要です。
・構想を練ってから書き始めます。

テーマ　高齢化社会に向けて看護師ができること【初稿　694字】 60分／800字以内

現在の日本の高齢化率は、27.7％であり、人口の４人に一人以上が高齢者である。超高齢社会で医療や介護の需要が自ずと必要になってくる。老々介護や認認介護、高齢者の独居など最近よく耳にする。自分の親の介護によって、やむを得ず仕事を休職する場合もある。介護者の負担も非常に大きい。そこで、私が高齢化に対して行いたい取り組みを二点述べる。

まず一つ目は、在宅看護を提供することである。患者様が病院に来るのではなく、我々が患者様のもとへ伺えばよいのである。家族の方が車に乗せてくることもなく、負担が軽減する。また、終末期は病院ではなく、住み慣れた自宅で最期を過ごしたいという方が多数いる。現在の医療は、インフォームドコンセントが大前提である。患者様の希望や訴えに寄り添い、環境を整えることが大切であると考える。そのため、我々看護師が訪問をし、医療を提供することが必要である。

二つ目は、知識と技術の向上である。訪問看護を一人で行う場合、よりいっそうの責任を伴い、高い看護観を持たなければならない。また、病院のように緊急体制が整っていないこともあり、知識と技術の向上、質の確保が重要となる。在宅では、患者様とその家族の生活サイクルがある。その中でのケアを行うという配慮も必要である。限られた時間でのケアでは、判断力など多角的な思考と行動が求められる。そのため、常に自己研鑽に努める必要がある。

[1]このように、高齢化社会に在宅医療とそれを提供するための確かな知識と技術が看護師に必要である。[2]私も臨床現場において、患者様から学ばせていただいていることを忘れず、多くの経験を積み、将来在宅医療に携わりたいと考える。

よさ

㋐三段構成の小論文の形態とは異なります。序論は、今日の日本における人口動態から生ずる医療課題を取り上げています。本論でそれらの課題への解決策を述べ、結論で核心部分を示す構成になっています。いわゆる尾括型の小論文になっています。

㋑言葉遣いや語尾に特徴が見られます。「我々が患者様のもとへ」「我々看護師が訪問をし」とあるように、気持ちはすでに看護師になっています。さらに、断定表現の語尾が多く、意欲と積極性が前面に表れています。

㋒結論部分でキャリアデザインの一端が述べられています。あなたのグランドデザインを示し、資格認定制度と看護師の資質・能力とを関連づけ、将来的に目指す認定看護師としての立場で論ずることもできます。

要検討

ⓐ構想を練ることに時間をかけましょう。テーマである「看護師ができること」の解釈を整理する必要があります。医療制度の中で看護師が取り組むこととしてとらえるのか、自分自身が取り組むことにするのか定かではありません。立ち位置を明確にして論じてみましょう。例えば、次のような整理の仕方があります。

ⅰ一般論として論ずる方法です。高齢化社会における医療の現状と課題を指摘し、解決策を論じていくことになります。
ⅱキャリアデザインをもとに論じていく構成にします。将来的に、在宅看護師として地域医療にかかわることを目指している前提で論ずる方法です。

ⓑ結論の第2文は唐突です。序論・本論に叙述や説明のない文章は用いてはいけません。話が飛躍し、読み手が混乱します。「患者様から学ばせていただいている」と述べる必要があるのであれ

ば、本論でその具体について触れておく必要があります。

テーマ　**高齢化社会に向けて看護師ができること【振り返り・推敲後＋加筆　771字】** 60分／800字以内

【振り返り・推敲後＋加筆】 高齢化社会における医療の課題を聞き取り、筆者が筆を加えています。

高齢化社会では在宅看護が必要であると考える。以下に、患者様や家族の望む医療を実現する在宅看護の提供とその充実の２点について述べる。私は将来、在宅看護に従事することを考えている。

まず一つ目の在宅看護の提供について述べる。現在の日本の高齢化率は、27.7％である。要介護者数は年々増加しており、特に、75歳以上の割合が高い傾向にある。老老介護や認認介護、高齢者の独居などが高齢化社会における課題である。また、親の介護のために休職や退職する人もいる。介護者の負担軽減も課題となっている。これらの課題を解決するには、在宅看護を提供する必要がある。看護師が患者様のもとへ伺うことは、治療における家族の負担軽減につながる。また、近年、住み慣れた自宅で最期を迎えたいと考える方が増えている。訪問看護が、患者様の望む生活環境及び患者様や家族の安心につながると考える。患者様の希望や訴えに寄り添うことも看護師の大きな役割の一つだ。

二つ目の在宅看護の充実について述べる。訪問看護を一人で行う場合、よりいっそうの責任を伴い、幅広い知識・技術が求められる。病院のような緊急体制があるわけではない。

在宅看護は、患者様とその家族の生活サイクルの中で行うことから、様々な配慮や即座の判断と行動が求められることも考えられる。常に研鑽に努め、保健・医療・福祉を統合した看護が実践できる看護師になる必要がある。そのため、在宅看護には、主治医、看護師同士、医療機関・福祉施設等との密接な連携が必要不可欠であると考える。

高齢化社会では、求められる医療の在り方も多様になる。在宅看護の提供と充実は、患者様と家族の多様性に応えるものと考える。私は、将来的には、地域の看護師として在宅医療に従事したい。そのためにも、幅広い知識と技術を備えた専門性豊かな看護師を目指し、多くの経験を積んでいきたい。

助言

①グランドデザイン（全体構想）をもとに作成した小論文になりました。日常の看護行為を規定する制度（認定看護師制度）改正をふまえた事例となります。制度にふれて論ずることで、文章全体が引き締まります。訪問看護師として地域医療に従事したいという目標に力強さが備わります。よりよい看護を提供できる看護師へのアプローチに説得力が出ました。

テーマ　患者様から信頼を得るために必要なこと【初稿 756字】 60分／800字以内

私が考える看護師が患者様から信頼を得るために必要なこととして、次の２点を挙げる。一つ目は、患者様を一人の人間として最大限尊敬すること。もう一つは、心ときめく人生を再現することである。この二つの内容について述べる。

一つ目の患者様を一人の人間として最大限尊敬することについて述べる。看護師は、患者様あっての看護師であり、患者様から常に学ばせていただいている。このことを看護師は忘れず、患者様に感謝・尊敬し、看護を提供しなければならない。患者様を入院前の状態に戻すだけでなく、よりよい状態を目指し、一人の人間として最大限尊重することが重要である。また、看護師は、多重業務によって忙しいことが多い。そのような時ほど患者様に笑顔で対応し、尊敬することが患者様の信頼を得ることにつながると考える。

二つ目の心ときめく時間をつくることについて述べる。患者様の興味・関心のあることなど、楽しい場面をつくることである。それらを行うことは、毎日の生活に潤いを与えることになり、QOLの向上につながる。看護師が患者様の日常の生活を知ることで、患者様の興味・関心事を把握できるのである。そして、環境を整えたりすることで、信頼関係の構築につながると考える。私は、実習中、90代の日中活動量が必要な患者様を受け持った。最初、活動量増加がうまくいかなかったが、指導者様から助言をいただき、患者様の趣味である編み物を教わることになった。このことによって、日中活動量が増加することになった。患者様の楽しみを一緒にすることで、信頼関係の構築が図られたと考える。このことから、心ときめく楽しいことを共有することで、信頼関係がつくられると実感した。

以上のことから、患者様から信頼を得るために、患者様を最大限尊敬し、心ときめく人生を再現することが必要だと考える。

よさ

㋐患者に対するリスペクトが前面に出ています。「患者様から常に学ばせていただいている」。学生で、この境地に到達する人は少ないでしょう。素晴らしい感性を持ち合わせています。親は子どもに、教師は学習者に、芸人は観客に、政治家は国民に育てられています。看護師の成長は患者あってのことです。さらに、人は困難に育てられるとも言われます。困難を感じた時こそ学びの場ととらえましょう。あなたのこの謙虚さは、このまま持ち続けてください。

㋑小論文の構成(序論、本論、結論の三段構成、双括型)になっています。

㋒看護実習のエピソードを取り上げて根拠を示しています。好事例です。

要検討

ⓐ構想を練ることに時間を充てましょう。同じ言葉や表現が繰り返されています。書き始める前に取り上げる事柄を整理しておきましょう。字数制限のある小論文では、キーワードを除いて、可能な限り同じ言葉の繰り返しは避けましょう。

ⓑ述べたことを説明し、そして意味づけします。これを繰り返して文章にしていきます。書いた文とその後の文のつながりを考えましょう。例えば、次の文から何をイメージしますか。「今日は晴れです。しかし、明日から再び寒波が来ます。」実に、事務

的な文です。アナウンサーが天気予報の原稿を読んでいるようです。「今日は晴れです。久々の日差しになりました。しかし、明日から再び寒波が来ます。」第一文を修飾する第２文を挿入しました。これによって、事務的なニュアンスがなくなりました。第２文に、感情を込めるならば、お天気アナのようになります。「今日は晴れです。久々の日差しに心のお洗濯もしてください。明日から再び寒波が来ます。」いかがですか。「叙述は描写と説明から成る」ことを意識しましょう。

助言をするにあたっての聞き取り

上記の要検討事項に対応するため、学生の思いのたけを聞いてみました。

㋐学生の話は、患者を第一に考えた看護を提供するという確固たる看護観であふれていました。忙しさを理由に、疎かになる看護は受け入れがたいと言い切るその言葉には強さがあります。反面教師として学んだ看護のエピソードを話す場面では目に光るものがあり、患者を大切に考えている優しさが伝わります。看護に対する情熱という言葉では月並みな表現になります。看護に対する使命感にあふれた学生です。

㋑患者から教わることになった編み物は、患者の心に火をつけたようです。全くの素人に対して一から教え、ずれた編み目をほどく姿を見ては、指導に熱が入る患者。学生の真剣な取り組みが、患者の趣味を再燃させたと言ってよいでしょう。患者自身が趣味に没頭し、気がついてみれば日中の活動量が大幅に増えたということです。教える相手となった学生は、患者にとって孫に見えたかもしれません。信頼関係は、編み目のように織られていったことでしょう。

㋓学生は、編み物をしている患者の生き生きした姿や夢中になっている姿を見ています。患者の趣味であることも聞き出しています。もちろん、指導看護師の助言が生きています。

学生に、患者の姿を通して見える看護の根底について問いました。「日常の生活にあった同じような喜びを味わうこと」と返した学生。この言葉こそ「心ときめく時間」です。本論で説明できるよう工夫することを促しました。

㋔係り受けについて。「患者様に感謝・尊敬し、看護を提供しなければならない。」にある「感謝し」「尊敬し」は助詞「に」では「患者様」を受けられません。名詞にするのであれば、「患者様に感謝と尊敬の気持ちを込めて」とすることができます。

テーマ　患者様から信頼を得るために必要なこと【振り返り・推敲後 773字】 60分／800字以内

看護師が患者様から信頼を得るために必要なことは、特に次の２点であると考える。一つは、患者様を一人の大切な人として看護すること。もう一つは、患者様に心ときめく時間をつくることである。この二つの内容について述べる。

はじめに、患者様を一人の大切な人として看護することについて述べる。看護師は、患者様あっての看護師であり、患者様から常に学ばせていただいている。患者様をリスペクトし、看護を提供しなければならないと考える。看護師は、多重業務によって忙しい。忙しい姿は、しぐさや言葉、表情に表れる。患者様の中には、看護師の手を煩わせたくないと思う人もいる。遠慮する患者様の心理は、信頼の構築どころか必要な看護を阻害する。忙しい時ほど笑顔で対応したい。患者様をリスペクトした看護が、患者様の信頼を得ることにつながると考える。

次に、心ときめく時間をつくることについて述べる。私は実習で、患者様の趣味に取り組む姿から学んだことがある。入院前の日常にあった喜びを味わうことで、患者様の入院生活に潤いが生まれ、QOLの向上につながる。担当した90代の女性は、日中の活動量を増やす必要があった。指導者の助言をもとに、患者様の趣味である編み物を教わることにした。患者様は、全くの初心者に真剣に教えてくれる。編み目の間違いに気づき、一から縫い始める私に、さらに丁寧に教えてくれるのである。このことによって、会話が増え、患者様の活動量が増加に転じた。患者様の趣味を一緒に楽しむことで、課題が改善されるとともに、信頼関係の構築が図られたと考える。

患者様から信頼を得るために必要なこととして、二つのことを大事にしていきたい。患者様を最大限リスペクトした看護を提供すること。患者様が趣味を楽しみ、喜びを得る時間や話題を共有すること。患者様と看護師との信頼関係は、心で行う治療・看護である。

よさ

㋐反面教師を論ずることなく、肯定的に表現したことによってさわやかな印象を与えています。あなたの強みです。

さらなる飛躍を

ⓐ根拠となる本論の第一段落についても、患者をリスペクトする看護師のエピソードで論じられていれば申し分ない論文に仕上がったでしょう。このことは、就職先に持ち込む課題にしてください。あなたの看護を観察する学生に、エピソードとして語られるような看護師を目指しましょう。

ⓑ初稿に対する「振り返り・助言」の中で、天気の伝え方の効果（叙述は描写と説明から成る）について述べました。事実を述べ、それに対する気持ち（考えや感情）を表し、さらに、事実を述べる技法を意識して書いてみましょう。

テーマ **赤十字活動で思うこと【初稿 714字】** 60分／800字以内

[1]貴院は救急医療をはじめ、地域医療機関との連携のもと地域医療を担っている。[2]また、日本赤十字社の使命である災害救護活動をはじめ、災害拠点病院としての役割がある。[3]災害拠点病院として、そして地域医療を担うにあたり、多様な医療従事者、地域の医療機関、施設との連携を深めていく必要がある。そのためには、情報収集を深め、確かな情報にすることが大切であると考える。

私の祖父は肺癌を患っている。昨年の冬、肺炎を起こし入院していた。体力と年齢の問題から、酸素ボンベを必要とする生活になると診断された。自宅での酸素ボンベを使用した生活について、家族を含め、医療従事者間で何度も話し合いが行われた。自宅に手すりがついているのか。酸素ボンベを使用しての入浴は可能か。祖父の状態や家族の状況について詳しく情報を共有している姿があった。その際に、看護師だけではなく、理学療法士、ケアマネージャー、訪問看護師など、各専門職の視点から意見が交わされていた。幾度も話し合いを行ったことにより、無事、問題なく退院することができた。この経験を通して、情報収集を深め、確かな情報にすることが、地域医療機関との連携を深め、隙間のない医療支援につながることに気づいた。

近年、少子高齢化、医療費の高騰に伴い、在院日数が短縮している。そのため、在宅や施設で医療を受ける人が増加している。この現状から、地域での医療支援が重要視されている。地域医療を充実するためには、病院と地域医療機関の連携を深めることが求められる。医療従事者、施設との情報を共有することで継続的な医療支援となり、地域医療の一助となると考える。私は、隙間のない医療を提供できる看護師となり貴院に貢献したいと考える。

よさ

㋐志望する赤十字病院の役割・使命を簡潔に述べ、今日の少子高齢化社会における医療体制の基盤となる地域医療の充実と結びつけようとしています。テーマに応える工夫が見られます。

㋑実体験を通して多職種連携の必要性について述べています。事実は、説得力につながります。

㋒テーマに対するまとめ方が自己PRになっています。多職種との連携を通して貢献することは、当該病院の使命（県北医療圏における地域医療の中心的存在である病院）を具現化する一方法であり、リサーチして受験していることが伝わります。

「あなたは、〇〇についてどのように考えていますか。」というテーマに対する模範的な構成になっています。当該病院の使命・理念（〇〇）を取り上げ、「私は、〇〇で貢献する」という文章構成です。

㊁文字がていねいです。濃い鉛筆を用いた大きめの文字は、試験官に好印象を与えます。

要検討

ⓐ本論及び結論の最後が、「隙間のない医療」で結ばれています。本論が、祖父の具体例を根拠に論ずるわけですから、この気づきこそ核心部分になります。序論でズバリと述べるべき最重要語句です。

ⓑ序論の第１文〜第３文までを整理し、言葉の重複を避けましょう。

ⓑ第２段落の語尾がすべて過去形になっています。事実について説明や意味づけをしながら語尾を変化させましょう。

テーマ　赤十字活動で思うこと【振り返り・推敲後 711字】 60分／800字以内

貴院は救急医療をはじめ、地域医療機関との連携のもと地域医療を担っている。また、日本赤十字社の使命である災害救護活動をはじめ、災害拠点病院としての役割がある。これらの役割や使命を担うには、多様な医療従事者、地域の医療機関、施設との連携を深めていく必要がある。確かな情報収集に努め、隙間のない医療を提供できる看護師となり貴院に貢献したいと考える。

私の祖父は肺癌である。昨年の冬、肺炎を起こし入院する。退院後の日常生活にも酸素ボンベが必要となる。自宅での生活について、家族を含め、医療従事者間で何度も話し合いが行われることになった。自宅に手すりがついているのか。酸素ボンベを使用しての入浴は可能か。看護師、理学療法士、ケアマネージャー、訪問看護師など、各専門職の視点から意見が交わされた。祖父の状態や家族の状況について、情報を交換し、詳細に情報を共有していくのである。話し合いを重ねたことによって、祖父は無事、問題なく退院することができた。この経験を通して、よりよい日常生活にするためには、情報収集に務め、地域医療機関との連携を深めることが重要であると感じた。隙間のない医療支援が出来上がって、祖父の退院がかなったのである。

近年、少子高齢化、医療費の高騰に伴い、在院日数が短縮している。そのため、在宅や施設で医療を受ける人が増加する傾向にある。この現状から、地域での医療支援が重要視されている。地域医療を充実するためには、病院と地域医療機関の連携を深めることが求められる。医療従事者、施設との情報を共有することで継続的な医療支援となり、地域医療の一助となる。私は、隙間のない医療を提供できる看護師となり貴院に貢献したいと考える。

よさ

㋐序論を修正し、双括型の小論文にできました。序論で核心部分を述べる効果を味わってください。

㋑日本赤十字社の役割と使命について、事例と自分の言葉（隙間のない医療）で述べられています。

さらなる飛躍を

ⓐ各専門職の発言における視点や知見を示し、多職種連携についてさらに詳述することもできます。そのためには、観察し、記録することです。小論文に付加価値が生まれます。

ⓑ序論における、言葉の重複を避けるための工夫は、漢字語句への言い換え（役割・使命）でした。文、節（主語と述語を備えているもの）、句（2つ以上の単語が連なってある意味を表すもの。フレーズ）を端的に表す方法です。重複を避ける場合やスペースがなくなった場合、こうした方法に挑戦してみましょう。

テーマ　**当院に貢献できること【初稿 738字】** 60分／800字以内

私は、貴院の経営理念である「[1]急性期から在宅まで安心して暮らせる医療に貢献すること。[2]患者様からの信頼の得られる病院を目指すこと。」に共感した。入職した際には、私はこの理念に基づき看護を提供したいと考える。

[1]私は実習を通して、入院から退院までの看護師の関わりを見てきた。[2]そこで私は、退院の先を見据えた看護が重要

であると感じた。[3] 多職種と協力し、患者様の自宅の状況や入院前の生活をふまえたリハビリ、指導をすること、また、かかりつけ医や疾患症状への対処について、領域に関係なく、患者様が退院後も安心して暮らせるよう関わり、指導を行っていた。

老年の実習で私は、糖尿病と認知症を患った患者様を担当した。高齢であることや活動量の減少から筋力が低下し、リハビリを毎日行う必要があった。しかし、認知機能や体力の低下から、時々リハビリや援助への拒否が見られた。私は、学んできた知識や技術を生かそうという気持ちで、援助をしなければいけないという使命感にとらわれていた。援助に対して拒否が見られる患者様に対し、どう対応してよいか焦っていた。看護師やドクターからは、「自分がしたい看護ではなく、患者様のための看護を考えなさい。」と助言された。そこで、患者様が興味を持っていることを探り、折り紙やぬり絵など本人がやりたいことをリハビリの一部として取り入れることにした。その結果、患者様は自ら会話を始めたり希望を伝えたりするようになった。

私は、以上のことから看護師は様々な分野における知識を有し、入院から退院後の生活まで切れ目のない援助を行うこと、そして、相手を尊重することで信頼が生まれ、その信頼が、個別性をふまえた看護をするために重要であることを学んだ。私は、これらの学びを生かし、貴院に貢献したいと考える。

◎ よさ

㋐課題意識をもって実習に臨んでいる様子が伝わります。聞き取りからも、真摯に課題に向き合い誠実に対応する人柄もわかります。あなたのよさが、たくさんのことを書かせようとした小論文になっています。

㋑「学んできた知識や技術を生かそう」「使命感にとらわれていた」「(助言から)興味を持っていることを探り」など、自分自身を客観的に振り返っています。これは、簡単なようで容易なことではありません。自己を対象化した振り返りは、大きな成長を促します。

◎ 要検討

ⓐ経営理念には二つの内容(第1段落の１と２)があります。入院から退院まで「切れ目のない援助」を行うことと関連づける必要があります。あるいは、経営理念のいずれか一方を取り上げる方法もあります。本論で述べている患者とのエピソードは、２の根拠ですので、２に特化して述べることもできます。再度構想を練りましょう。あなたの説明では、１と２の双方を取り上げています。

ⓑ表記について。「糖尿病と認知症を患った患者様」は、例えば、「糖尿病で(または「のある」)認知症の患者様」とします。

テーマ　当院に貢献できること【振り返り・推敲後＋筆者加筆 765字】 60分／800字以内

私は、貴院の「急性期から在宅まで安心して暮らせる医療に貢献し、信頼の得られる病院を目指す」という経営理念に共感し、就職を希望した。看護実習を通して自らに課しているテーマは、「患者様を尊重し、個別性に合わせた看護を提供する」ことである。私のテーマは、貴院の経営理念を具体化することになると考える。テーマの実現を通して貴院に貢献したい。

私は、実習全体を通して、患者様を尊重し、それぞれの個別性に合わせた看護を提供することを自らのテーマとして学んできた。そのきっかけは、初めての領域別実習での患者様との出会いである。私の担当は、糖尿病で認知症の患者様。高齢で、活動量が少なく、筋力の低下がある。毎日のリハビリが必要であった。

看護の始まりである。認知機能や体力の低下から、リハビリや援助への拒否があった。私は初めての領域別実習であり、学んできた知識や技術を生かそうと使命感に燃えていた。私の意気込みは、患者様の拒否によって焦りに変わった。看護師とドクターが声をかけてくださるほど悩んでいたのかもしれない。「自分がしたい看護ではなく、患者様のための看護を考えなさい。」助言をふまえ、基本に立ち返って傾聴に努めることにする。ベッドサイドにいる時間を多くし、患者様に話しかける。ぬり絵に興味を持っていることがわかり、早速本人がやりたいことをリハビリの一部として取り入れることにした。ぬり絵がもたらした効果は絶大である。患者様は、自ら会話を始めたり希望を伝えたりするようになったのだ。

患者様を尊重することで信頼が生まれ、その信頼が、個別性をふまえた看護に通じることを学んだ。急性期から在宅まで安心して暮らせる医療とは、患者様を第一に考えた看護そのものである。これまでの学びをさらに高め、貴院の経営理念を具体的な看護に表し、貴院に貢献したいと考える。

よさ

㋐序論と本論、結論に文脈ができました。86ページで取り上げたテーマへの対応と似ています（チーム医療における看護師の役割、看護観）。修正した小論文のように、経営理念の解釈を示し、実習での経験を通して具体的に論じる方法がベストだと考えます。

テーマ　仕事におけるチームワークについて【初稿 591字】 50分／600字以内

どのような仕事にも、チームワークが求められる。特に医療現場においては、近年さらに栄養士やケアワーカー、理学療法士や薬剤師なども患者様の治療の一端を担うチーム医療の大切さが求められている。

私は、３年生の春休み中に、大学で開講された専門職連携セミナーに看護職の立場で参加した。複数の医療専攻の学生が、一つのケースについて互いに学習を深めるものである。私は、このセミナーで、他の専門職の意見を通して、仕事におけるチームワークへの考え方に変化が生じた。それまでは、チーム医療に対し連携の必要性は理解していた。実際に、各専攻の学生がそれぞれの分野における専門的な立場で意見を述べた。しかし、これでは知識の羅列であり、協働には遠いものであった。そこで、互いの専門性を理解することから始め、次に異なる意見について議論をしていくことにした。事例にある患者様にとって優先されるべき対応を決めることを目的とし、家族の精神的ケアを視野に入れることにした。その結果、手術への不安があることや仕事復帰への希望など、医師や看護師に聞きたくても聞けないようなことも気軽に相談してくれた。信頼関係を築くことでよりよい関わりができた。

仕事をするうえでは、共に働く医師や看護師、他の医療従事者ともしっかりとした信頼関係を築いておく必要がある。周囲との関係を大切にし、患者様に寄り添い、仲間と協力しながら頑張っていきたい。

よさ

㋐テーマに対し、多職種連携で応えようとしています。筆者の所属する大学の特色である連携セミナーは、医療におけるチームワークを論ずる好事例です。着眼がよいです。

㋑座学で理解していた多職種連携は、素晴らしい制度設計と理解していたわけです。しかし、演習によって見えてきた課題を取り上げ、解決方法を論じようとしています。体験で感じた疑問や問題点に光を当てる問題意識が素晴らしいです。

要検討

ⓐ演習の前と後の変化が説明できていません。演習は共有する情報からよりよい医療福祉の提供を考える場であったはずです。知識のオンパレードとなり、患者の利益につながらず軌道修正したわけです。情報を共有する目的を設定し直したことにこの小論文の価値や意味があります。この部分を明確に論じましょう。

テーマ　仕事におけるチームワークについて【振り返り・推敲後＋筆者加筆 599字】 50分／600字以内

近年、栄養士やケアワーカー、理学療法士や薬剤師なども患者様の治療の一端を担うチーム医療が求められている。

３年生の春休み、本学の専門職連携セミナーに看護職の立場で参加した。医療福祉を専攻する学生が、それぞれの立場から意見交換をし、よりよい医療福祉を提供するための事例研究の場である。他の専門職（専攻）の意見を聞き、仕事におけるチームワークへの考え方に変化が生じた。参加するまでは、多様な視点からの看護が必要であり、チーム医療に連携は必要であることは理解していた。

各専攻の学生が、それぞれに専門的な立場で意見を述べ始める。話し手が変わるたびに知識の羅列になり、協働には遠い意見交換だ。互いの専門性を理解することから始め、異なる意見について議論をすることに進め方を変えた。事例にある患者様に優先する対応を決めることを目的とし、家族の精神的ケアを把握することにする。患様者には、手術の不安、職場復帰への不安、家族や生活に関わる心配事を背負った入院治療になっていることが明らかになった。理学療法士やケアワーカーの視点は、生活の質を考えている。退院後の生活を支える視点で向き合うことを学んだ。

チームワークは、患者様を第一に考えた医療福祉の提供のためにある。病院内外の専門職と日常から情報を共有していくことが求められる。セミナーで経験した連携の目的を設定し、治療・看護・対応の順位制を決められる看護師を目指したい。

よさ

㋐演習前と後の変化が明らかになりました。小論文では、状況や事実などを明確に説明することが求められます。

㋑目的を設定するまでは、各自自分だけの立場を一方的に説明していたわけです。他者の発言に耳を傾けることによって、設定されている患者の病態や家庭環境などを見直し、対応の優先順を話し合うことにしたわけです。素晴らしい気づきを得ました。

さらなる飛躍を

ⓐ看護師がチームの要としてリーダーシップを発揮することが求められています。多職種連携においては、チームのメンバーに対しても患者に向ける温かいまなざしや思いやりの言葉などが必要になりますね。

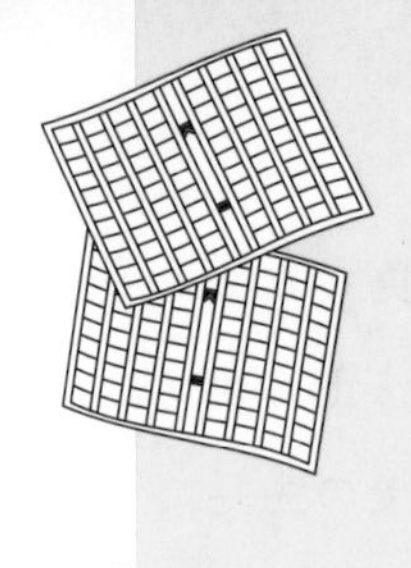

小論文と作文との違い

次の小論文（テーマ：私の看護観について）は、ある学生が小論文対策を始めてから２題目のものです。三段構成で双括型。常体で語尾を整え、形式的には小論文の体裁になっています。内容的にも文脈があり、伝えたいことがわかります。本論の第１文が明解です。エピソードが核心部分の根拠にふさわしく、効果的です。さらに、次の２点に学生の特長が表れています。一つは、患者に関する情報を事前に把握し､準備をして実習に臨んでいることです。実習に対する課題意識と積極性が伝わります。もう一つは、予想と異なる患者の反応に対し、患者から学んで対応していることです。看護行為に柔軟性を感じます。明確な主張と謙虚な学びが読み取れる小論文になっています。では、読んでみましょう。

テーマ　**私の看護観について【初稿 779字】** 60分／800字

私の看護観は、患者さんに信頼される存在であることだ。信頼されるためには、正確な知識と技術は当然必要であるが、何より患者さんに寄り添って関わることが大切である。

[1] 私がこの看護観を抱くようになったのは、実習で受け持ったA氏との関わりからである。[2] A氏は過度な喫煙と飲酒が原因で下咽頭癌を患っていた。[3] 手術により腫瘍を摘出

できたが声帯も摘出したため、声が出ない状態であった。[4]私がＡ氏を受け持った時には、化学療法による再発防止の目的で入院されていた。[5]Ａ氏とお会いする前は、Ａ氏の情報をある程度知っていたため、筆談でコミュニケーションを図ろうと考えていた。[6]しかし、実際に会って筆談を試みようとした所、嫌な顔をされてジェスチャーと口パクで会話を始めた。[7]そのため、私もＡ氏に合わせ、ジェスチャーと口パクから会話を交わした。[8]はじめは何を伝えているのかわからず、何度も聞き返し、時には相手の思いとは違う答えを返してしまうことがあった。[9]その後も訪室の回数を増やし、Ａ氏とのコミュニケーションを図るように関わった。[10]すると、Ａ氏の気持ちや思いに少しずつ気づくことができるようになっていった。[11]実習最終日には、「たくさん話をしてくれてありがとう。俺は治療頑張るから○○さんは勉強頑張れよ」と笑顔で言ってくださった。[12]このことから、患者さんに寄り添って関わることの大切さを実感した。[13]そして、信頼関係を築くことで初めて自分の存在が患者さんにとって信頼される存在であることに気づくようになったのである。

看護師は、日々患者さんおよび家族と関わりがあり、その中で回復し喜んで退院していく方もおれば、耐え難い辛い思いをする方もいる。その中で、患者さんに寄り添って関わっていくことで、自分の存在が患者さんにとって頼れる存在になる。そして、患者さん自ら病気に立ち向かっていける力の一助になると考えている。

この小論文をさらにブラッシュアップしてみましょう。みなさんはどこを修正しますか。本項では、小論文と作文の違いについて論じていこうとしています。二つを分ける切り口は「接続詞」です。本論に波線を付した4つの接続詞に着目して小論文らしく仕上げる方法を覚えましょう。

可能な限り接続詞を使わないようにしよう

結論から言います。可能な限り接続詞の使用を避けることです。文と文が力強く結びつく妨げになるからです。本論の第5文から第7文を使って説明します。

> [5] A氏とお会いする前は、A氏の情報をある程度知っていたため、筆談でコミュニケーションを図ろうと考えていた。[6] しかし、実際に会って筆談を試みようとした所、嫌な顔をされてジェスチャーと口パクで会話を始めた。[7] そのため、私もA氏に合わせ、ジェスチャーと口パクから会話を交わした。

逆接の接続詞「しかし」の前の第5文と「しかし」の第6文のそれぞれの語尾を見てください。「考えていた」「試みようとした」「始めた」です。いずれも、「何がどうする」の形をとっています。私たちは、見聞きしたことや行為を言葉で表す時、主に3つの方法を用いています。

一つが、動作するものの動きや物事の成り行きを表す「何がどうする」の表現形式です。動詞で終わる文になります。第5・第6文を削ぎ落して主語と動詞だけにすればわかりやすくなります。「私は考えていた。A氏が口パクで会話を始めた。私も会話した。」となり、主語の行為を述べており、「何がどうする」の形です。同じように、前の文を受ける接続詞「そのため」の前後を見てください。第6文は説明したように、「何がどうする」で表されています。「そのため」の後もまた「何がどうする」の形になっています。例文は、接続詞によって、すべて「何がどうする」とつながったのです。表現形式をそろえることになるのも接続詞の特徴の一つです。表現形式がそろうということは、文と文が平板につながることを意味します。

「すると」と「そして」のそれぞれ前後の文を見てください。同じように「何がどうする」のつながりになっており、動作の説明が単調に続いていきます。接続詞を用いたことによって、羅列的な連接になることが理解できたと思います。これがいわゆる作文的な文章ということです。書き手の考えを明確に伝える小論文においては、羅列的な連接は避けなければなりません。接続詞の使い方には十分注意をしましょう。

「何が何だ」の文を用いよう

では、作文的な文章を避けるためにどのようにしたらよいのでしょう。他者に伝える際の表現形式は他にもあります。判断の結果を断定する「何が何だ」です。例えば、「小論文は分身だ」「伝わる小論文は、三段構成で双括型だ」「看護は患者の皮膚の内側に入り込むことだ」などです。定義的、説明的に使われます。小論文の核心部分、結論を述べる際の中心的な形式になります。

3つ目は、物事の状態を表す「何がどんなだ」の形です。本論第３文、第４文が該当します。「A氏は声が出ない状態であった」「A氏は入院されていた」書き手が見ている状況を示すことに用います。

小論文は、状況や事実を取り上げ、根拠としての説明が伴う文章です。文と文のつながりが、３つの方法を織り交ぜ、状況や事実を明確に示さなければなりません。そして、結論をはっきりと提示するものです。従って、成り行きをとらえる「何がどうする」、判断の結果を断定する「何が何だ」、物事の状態を表す「何がどんなだ」の表現形式を変化させることによって、文章が小論文に出来上がっていくのです。

口語体での表記や直接話法が多用された文章、事実を羅列し、最後の一文に感想を加えた文章もまた、いわゆる作文的な文章です。接続詞の多様に注意することと同じように日頃から意識して書きましょう。第三者に伝わる文章、読みやすい文章、書き言葉を用いる文章を意識することが必要です。

就職対策の小論文が終われば、文章を作成する苦労から解放されるわけではありません。看護職に就いてなお、文章表現力は求められます。『看護記録に関する指針』（平成30年５月、公益社団法人日本看護協会）の「はじめに」に次のように記されています。「他職種と看護を必要とする人の情報を共有することは、効果的で効率的な看護のために必須となっている。その中で、看護記録は他職種と情報共有する際の重要なツールの一つであり、さらに、看護職は看護を必要とする人の情報を網羅的に収集することから、他職種にとっても看護記録の有用性は高くなっている。」

さらに、３看護記録の原則、３-１看護記録記載の基本、３）

保健医療福祉サービスの提供に係る専門職・非専門職や看護を必要とする人と内容を共有できるよう記録する項には、次のように記載されています。「記録する際は、実践の場や職種が異なる者でも理解できるような用語・表現を選んで記載することが必要である。さらに、看護記録の内容は具体的に、かつ、その場の状況が保健医療福祉サービスの提供に係る専門職・非専門職や看護を必要とする人が理解できるように記載する。」

看護職においても、第三者にも伝わる文章を作成することになるのです。何よりも、文字化する過程で、知識や技能などの看護職の専門性が磨かれ、看護観を確かめることができます。

随分と脱線しました。本題に戻しましょう。作文的な文章の特徴をふまえ、以下の初稿を読み、添削してみてください。学生が作成した2稿に筆者が以下の視点をふまえ修正を加えたものです。

POINT

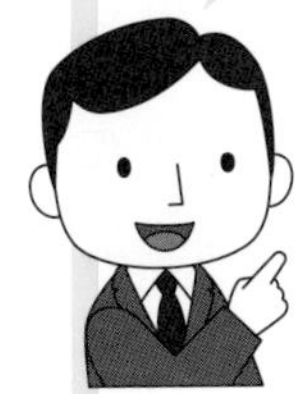

1 可能な限り、接続詞を割愛する。
2 時間の経過を表す言葉を用いない。
3 一文を簡潔にする。
4 事実の連続を避ける。
5 事実の後に、事実を説明・描写する文を入れる。
6 事実の後に、事実を意味づけする文を入れる。
7 直接話法*を意味づけする。

*：直接話法→人の発言を、カギカッコなどを用いてそのままの形で記す方法

テーマ

私の看護観について【2稿＋加筆 759字】 60分／800字

＊筆者注：2稿に筆者の筆が入っています。

私の看護観は、患者様に信頼される存在になることだ。信頼されるためには、正確な知識と高い技術、患者様に寄り添った看護が求められる。

[1]私がこの看護観を抱くようになったのは、実習で担当したAさんとの関わりがあったからだ。[2]Aさんは過度な喫煙と飲酒が原因で下咽頭癌である。[3]手術で腫瘍と声帯が摘出され、声が出せない。[4]私がAさんと出会った時は、化学療法による治療を受けていた。[5]私は、得られたAさんの情報から、筆談でコミュニケーションを図ろうと考え、準備をした。[6]しかし、思惑はあえなく撃沈される。[7]筆談を試みようとしたところ、ジェスチャーと口パクで意思を伝えようとしてきたのである。[8]筆談を拒否する表情としぐさが最初のコミュニケーションだ。[9]私もAさんに合わせ、ジェスチャーと口パクで応じた。[10]ノンバーバル＊の難しさである。[11]伝えていることが理解できず何度も聞き返した。[12]時には、Aさんの思いとは異なる答えを返してしまうことがあった。[13]訪室の回数を増やしながら、Aさんとのコミュニケーションを図ることが実習の中心になる。[14]Aさんの気持ちや思いが少しずつ理解できるようになった時には、実習が終わる頃だ。[15]実習最終日、Aさんから頂いた言葉だ。「[16]たくさん話をしてくれてありがとう。俺は治療頑張るから○○さんは勉強頑張れよ。」[17]Aさんの笑顔に救われた。[18]患者様に寄り添っ

＊：ノンバーバル・コミュニケーション（non-verbal communication）
→非言語的コミュニケーション

て関わることの大切さがわかったような気がしたのである。[19]自分の存在が患者様から求められ、初めて信頼関係が築かれると気づくことができたのであった。

看護師は、日々患者様や家族と関わる。回復し喜んで退院していく方もいれば、耐え難く辛い思いをする方もいる。様々な患者様の希望や思い、悩みや痛みをくみ取り、どのような患者様にも寄り添っていくことで、看護師が必要とされ、患者様に求められ信頼される存在になると考える。

いかがですか。みなさんの添削と突き合わせ、小論文にふさわしい表現を磨いてください。

さらにステップアップしましょう。以下の文章を添削してください。小論文、文章表現の基本をふまえてチェックしてみましょう。

テーマ 印象に残る患者について【作文的文章 385字：筆者作成】 30分／400字

[1]老年看護学実習で担当したAさんは、脳トレが大好きで、日中スマホの画面に向き合っている。[2]転倒し骨折した大腿骨の手術を終え、リハビリ中心の治療が行われていた。

[3]Aさんは、コミュにケーションが苦手で、会話が少ない。[4]話しかけても目を合わせることはほとんどなかった。[5]リハビリへの補助の時も車椅子に乗っている間会話はなかった。[6]私は、活動量を増やす生活に改め、病棟でもリハビリができるように考えた。[7]廊下での歩行訓練の際に、家族に

協力を頂きパズルの問題を作ってくれるようお願いした。[8] Aさんへの説明を終え、しぶしぶ病棟でも歩行練習が始まった。

[9] 5メートル先にお孫さんからの問題を置き、その先3メートルに答えとメッセージを置いた。[10] Aさんは、「看護師さんがつくってくれたの？　ありがとう。」と言ってくれた。[11] Aさんが喜んでリハビリに喜んで取り組んだ。リハビリへの意識を変えたAさんが一番思い出に残る。

いかがですか？　まずは、作文的な文章を小論文の体裁に修正することができましたか？　さらに、係り受けなどの誤りを直せましたか？

ステップアップ第2段です。以下の添削例文を読んであなたの添削と比較しましょう。自分のものにするには、次の2点を意識して読みましょう。①批正的にとらえること。②あなたにないものを探すこと

テーマ　印象に残る患者について【添削 383字:筆者作成】 30分／400字

[1] 一番印象に残る患者さんはAさんである。[2] Aさんへの看護を通し、患者さんの自立を促す創意工夫について学ぶことができた。

[3] Aさんは、70代女性。[4] 転倒による大腿骨骨折。[5] 手術後のリハビリ中心の治療中である。[6] 担当当時、[7] スマホの脳トレに夢中。[8] 病棟内での歩行を増やすことが課題であっ

た。[9]私は、家族の応援があれば、歩行訓練への拒否はなくなると考えた。[10]お孫さんや家族にお願いし、問題（とんちやなぞなぞ）と顔写真のあるメッセージを作ってもらう。[11]それらを歩く数メートル先に置くのである。[12]難しい表情で始まった歩行訓練は、お孫さんの顔やメッセージで一変した。[13]少ない会話は嘘のよう。[14]Aさん自ら家族のことを話すようになったのだ。

[15]患者さんの意欲を引き出すことで、患者さん自らが回復に努めることもできる。[16]Aさんに教わった看護方法である。[17]創意工夫によって、患者さんの自立を促す看護をしていきたい。

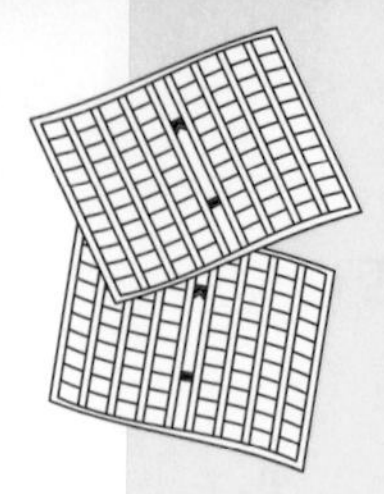

結論をダメ押しする工夫

「伝わる小論文」には文脈が必要です。三段構成、双括型は筋を通す有効な方法の一つです。序論で核心を言い、本論で根拠を示し、再度結論を述べる双括型が望ましいと述べてきました。学生からは、序論の核心部分と結論は全く同じ文章でよいのかという質問を受けます。よしあしの2択であれば、「ダメ」です。間違いかと聞かれれば、「いいえ」となります。これまでも述べてきました。小論文は、字数に制限がある中での主張です。800字ではせいぜい2つの事柄を根拠に結論を説明するのです。2つに残らなかった事柄を根拠にする方法もあったにもかかわらずそうしなかったのです。その事柄の持つ意味や価値を伝える言葉や表現方法を駆使し、考え、主張を強調したいものです。可能な限り、同じ言葉、同じ文、同じ表現の繰り返しは避けましょう。

余談です。コロナ禍にあって各国、各地域のリーダーが国民や市民に感染拡大防止策やメッセージを発しています。メディアは、防止策と同程度にメッセージの内容についても論評しています。報道関係者ならずとも比較しながら心に響く言葉、心にしみる言葉に耳を傾けています。人は、困難に直面し我慢を強いられている時ほど、言葉の温かさに敏感です。逆もしかりです。配慮に欠けるメッセージからは人心が離れていきます。人を動かす言葉があることをコロナ禍の中で日々感じています。

翻って、小論文も同様です。読み手の心に響く言葉があります。試験官の鉛筆が評価Sに丸をつけるように、試験官の心を動かす小論文でありたいです。結論部分におけるまとめ方はどのようにすればよいのでしょう。第1に、核心部分をグレードアップできる場（結論部分）であると考えることが必要です。第2に、志望病院に対する憧れを表現することをお勧めします。一文あるいはワンフレーズという極めて限られた字数になるかもしれません。ホームページやパンフレットにある病院長や看護部長のメッセージに対する受け止めを自分の言葉で表すのです。第3に、誠実さや使命感を伝えることです。看護の拠り所となる指針などを参考して、自分の言葉で立ち位置を示すこともできます。あなたの考え・主張が力強く、あるいは、しなやかに伝わる工夫をしましょう。

以下は結論を作成する際の工夫例になります。

経営理念と結びつける方法

理事長あるいは看護部長の理念や言葉が、テーマの解釈や意味づけと重なる場合は引用することもできます。リーフレットやホームページは必見です。病院への憧れ、志望の熱量が伝わるはずです。

関係法規や行政の報告書・指針、看護職の倫理綱領などにあるキーワードと結びつける方法

看護観、看護師としての使命を述べる際に引用できます。意識の高さが伝わることでしょう。

先人、研究者の言葉を引用する方法

看護方法の具体を述べる場合は、著名な看護師や研究者などの文献を引用できます。研修意欲が伝わるでしょう。

本章の「専門性に関するテーマ」の最初の小論文（87~89ページ）に対し、３稿を作成する場合の助言として、「チーム医療の推進に関する検討会」（報告書）（2010年３月）にある言葉や表現の引用を提案しています。以下の例文は、２稿に筆者が加筆したものになります。２稿と対比させて読んでみましょう。

テーマ　チーム医療における看護師の役割、看護観【振り返り・推敲後 484字】 30分／600字以内

チーム医療における看護師の役割の第一は、安全、安心を実現するための「報告・連絡・相談」である。いわゆる「ほうれんそう」は、私が大切にしている看護観そのものである。

チーム医療を支えるのは、医者をはじめ、看護師など多職種同士の情報共有である。そのことによって、一人一人の患者様に対する理解を深めることができる。また、患者様の抱えている様々な問題を素早く把握し対応できる。さらに、持ち合わせていない視点や知識などを身につけられる。このプロセスがあって初めて看護師は、個別性のある質の高い看護を提供できる。チーム医療における「報告・連絡・相談」は、重要な位置づけである。

また、看護師間における「報告・連絡・相談」も極めて重

要である。重大インシデントは、日常における連絡が疎かになることで発生している。薬剤投与時などのダブルチェック、交代時の引継ぎなど、些細だと思われがちなことをていねいに行うことが求められる。「報告・連絡・相談」の基礎・基本として大切にしたい。

このように、「報告・連絡・相談」は、チーム医療における看護師の役割として最重要事項であり、私の看護観の根幹である。

テーマ　チーム医療における看護師の役割、看護観【2稿に筆者加筆 542字】 30分／600字

チーム医療における看護師の役割の第一は、安全、安心を実現するための「報告・連絡・相談」である。いわゆる「ほうれんそう」は、私が大切にしている看護観そのものである。

チーム医療を支えるのは、医者をはじめ、看護師など多職種同士の情報共有である。そのことによって、一人一人の患者様に対する理解を深めることができる。また、患者様の抱えている様々な問題を素早く把握し対応できる。さらに、持ち合わせていない視点や知識などを身につけられる。このプロセスがあって初めて看護師は、個別性のある質の高い看護を提供できる。チーム医療における「報告・連絡・相談」は、重要な位置づけである。

また、看護師間における「報告・連絡・相談」も極めて重要である。重大インシデントは、日常における連絡が疎かになることで発生している。薬剤投与時等のダブルチェック、

交代時の引継ぎなど、些細だと思われがちなことをていねいに行うことが求められる。「報告・連絡・相談」の基礎・基本として大切にしたい。

厚労省の「チーム医療に関する検討会（報告）」（2010年3月）の中に、チーム医療がもたらす具体的な効果が示されている。これは「報告・連絡・相談」があってこそ実現できると考える。看護観を胸に刻み、チーム医療における看護師の役割を果たしていきたい。

第 4 章

履歴書・エントリーシートを小論文に生かす

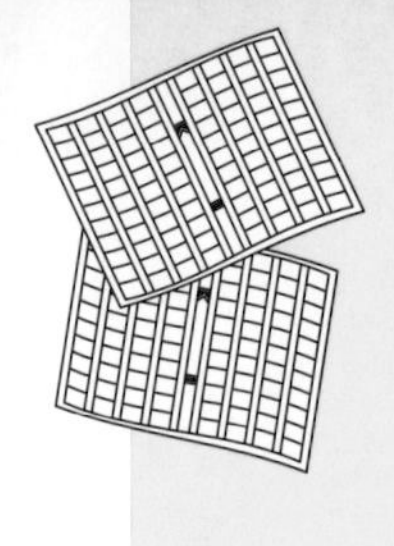

履歴書・エントリーシートを小論文に生かす

履歴書にある項目について考えをめぐらせ文章化することは、目指す看護師像あるいは自らの看護観を構築する極めて重要な時間になります。履歴書は、小論文や面接に深くかかわっており、その後の対策に大きな効果をもたらします。

本章では、小論文と密接に関連する履歴書、エントリーシート(以下、ES)、面接について取り上げていきます。キーワードは整合性です。

履歴書とエントリーシート

いま筆者の手元に、3つの大学病院の履歴書があります。1通は、市販の履歴書と大きく変わらない内容になっています。ほかの2通は、 ESの内容を併せ持つ病院独自の履歴書です。内容に違いがあるのは採用者側の意図によるものです。履歴書を含めた提出物もまた病院によって異なります。市販の履歴書にESの作成を求める場合もあれば、両方とも病院独自のものになることもあります。

履歴書とESは、合否を左右する重要な資料です。細心の注意を払って作成したいものです。次ページに履歴書・ES・面接・小論文に共通する事柄を集めてみました(表1)。これらの記載内容が整合性に欠けていれば、合格は期待できません。面接での質問は、一般的に、履歴書やESに基づいて用意されており、返答内容に食い違いがあればマイナスの評価となります。もちろん、小論文の所見についても同様です。履歴書、ES、面接での応答には一貫性が求められます。採用者側にとっては、必要な人かどうかを判断し、評価を下すための重要な資料・時間なのです。整合性のある明確な考えをもって採用試験に臨まなければなりません。

繰り返します。要領よく小論文対策をしましょう。小論文には、自身の看護観が表出します。志望動機や性格、自己PR等に深くかかわっています。就職対策に取り組む初期段階で履歴書の作成に取り組み、志望病院等をリサーチしたうえで、個別の小論文対策にしていくことをお勧めします。

〔表1〕履歴書・ES・面接・小論文の共通性

<table>
<tr><th>主な項目</th><th>履歴書</th><th>ES</th><th>面接</th><th>小論文</th></tr>
<tr><td>志望動機</td><td>○</td><td>○</td><td colspan="2" rowspan="11">面接：一般的には、履歴書、ESを参考に質問項目が用意されます。

小論文：テーマに対する考え（所見）は、志望動機、将来の希望等に書かれる内容と深く関連します。</td></tr>
<tr><td>配置希望領域</td><td>○</td><td>○</td></tr>
<tr><td>将来の希望</td><td></td><td>○</td></tr>
<tr><td>性格（長所・短所）</td><td>○</td><td>○</td></tr>
<tr><td>自己評価（選択肢）</td><td></td><td>○</td></tr>
<tr><td>得意な学科</td><td>△</td><td>○</td></tr>
<tr><td>スポーツ活動・文化活動等</td><td>△</td><td>○</td></tr>
<tr><td>現在興味があること</td><td>△</td><td>○</td></tr>
<tr><td>趣味・特技</td><td>○</td><td>○</td></tr>
<tr><td>健康状態</td><td>○</td><td>○</td></tr>
<tr><td>自己PR</td><td>○</td><td>○</td></tr>
</table>

整合性を図る

ここからは、整合性を図ることについて述べていきます。まず、大学ノートを1冊用意しましょう。見開きの左のページには、1ページごとに、志望動機や性格、自己PRなど履歴書やESにある項目を書き出していきます。転記が終わってからあなた自身の考えを記してください。最初はメモ程度でよいでしょう。右のページには、その考えの背景となる経験やエピソードをメモしていきます。みなさんは、採用試験対策に最低でも数か月は充てるでしょう。その数か月間は、看護実習期間と重なります。忙しいと感じるでしょうが、履歴書やESにある空白を自分の言葉で埋める絶好の機会になります。実習日誌の作成とともに、この大学ノートにキーワードを残していきましょう。このメモこそが、第1章でみてきたウェビングで効果を発揮することになります。

メモを取ることによって、無意識に行っていることが顕在化されていきます。顕在化されることによって、行為や考えていることを意識するようになります。このようにして作成される履歴書やESは、にわかづくりではありませんので、書くことや話すことに一貫性が生まれ、整合性が出るのです。本物の自分自身を意識できるので、面接でも小論文でも、経験をもとに自信をもって対応できるようになります。

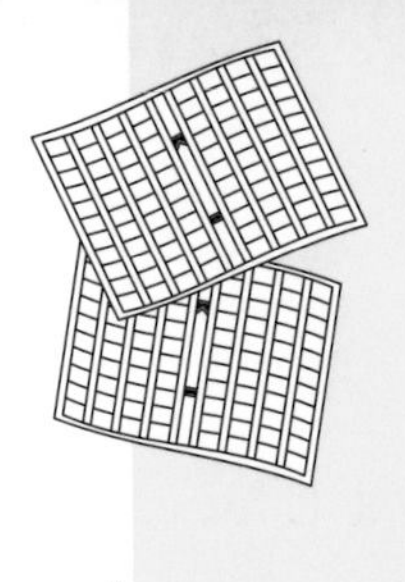

具体例を見てみよう

テーマ「志望動機」の具体例

「志望動機」は、その病院を志望する動機としてとらえましょう。「看護師志望動機」にならないように述べることです。志望する病院の特色や看護師研修の特徴などを踏まえた内容にしたいものです。特に、看護実習やインターンシップを経験しているのであれば、感じ取ったすばらしさを伝えましょう。

文体は、「〜です・〜ます調」の敬体がよいでしょう。小論文とは異なります。ペン書きの場合は、用紙に鉛筆で薄く直線を引き、文字の大きさと字数を計算に入れて作成しましょう。清書の後、直線を消します。練習段階から行うとよいです。小さすぎる文字、薄い文字は読み手（試験官）の意欲低下を招きます。アピールできる文字の大きさと濃さにすることも大事です。パソコンでの作成が認められている場合もありますので、様式、規格等の指示に従って作成しましょう。

提出文 ①

私は、貴院の看護職員の意識の高さに感銘を受けました。インターンシップの際、患者様への思いやり、職員相互の気遣いを目の当たりにし、志望を決めました。また、新人研修が充実したプログラムであるとともに、グループワークを取り入れていることに魅力を感じました。貴院のように温かく、お互いを高め合える環境で、看護師として働き、学び、成長し続けたいと強く思い、貴院への入職を希望しております。

前段で、看護師の意識と能力の高さを取り上げ、後段で研修プログラムの魅力について述べています。優れた人的環境、整った研修環境のなかで成長できるとまとめています。経験し、感じ取ったことを見事に意味づけて表現しています。評価者の心をわしづかみする内容です。

伝わる看護師像

・意識の高い看護師
・患者に対して思いやりのある看護師
・学び続け、成長する看護師

予想される質問

・高い意識や患者への思いやりを感じた場面を教えてください。
・その意識は、何に対する意識、どのような意識ですか。
（看護、勤務、患者対応、課題に対する意識等）

提出文 ②

貴院は、超急性期、災害医療から慢性期、在宅支援と一貫した医療を提供しています。インターンシップを通して、キャリア支援や教育体制の充実した取り組みを知りました。多くのことを学び、自分のキャリアを向上させることができると考え、貴院を志望しました。私は多くの経験を積み、専門的な知識と確かな技術を習得したいと考えており、どの診療科に配属されても頼りにされる看護師を目指しております。

認定看護師を目指しているあなたのビジョンと意欲が伝わる文章です。履歴書（病院独自）の他の項目との関連からもグランドデザインが見えてきます。意志の強さは、面接を通してさらに採用者の心に届くことでしょう。

伝わる看護師像

- 専門性の高い看護師
- 同僚から信頼される看護師
- 学び続け、成長する看護師

予想される質問

- 配置を希望する領域以外への配属の可能性もあります。それでもよいですか。
- 描いている看護師のキャリアをもう少し詳しく聞かせてください。

提出文 ③

私が貴院を志望している理由は、屋根瓦方式という教育体制に魅力を感じたからです。実習やインターンシップで、病棟の雰囲気のよさと先輩看護師の方々が熱心に指導してくださったことに感銘を受けました。貴院であれば、看護師としてのキャリアを土台から構築していけるものと考え、志望しました。

固有名詞で研修制度を取り上げており、リサーチしている熱意が採用者に伝わります。実習とインターンシップで感じたよさを簡潔に述べています。「キャリアを土台から構築していける」この言葉から研修意欲の大きさが伝わるでしょう。看護師の成長過程をイメージできていなければ使えない表現です。

伝わる看護師像

・謙虚な看護師

・学び続け、成長する看護師

予想される質問

・先輩看護師の指導で印象深かったことを教えてください。

テーマ「学生生活のなかで得てきたこと」の具体例

提出文

自主ゼミを立ち上げ取り組んできました。活動を通し、集団（組織）の活動には協調性と同時に個別性が欠かせないことを学ぶことができました。また、新しい試みは挑戦から始まるとからだで覚えたことです。自主ゼミで得たことが看護実習で生きました。余命3か月の患者さんの洗髪を提案し、患者さんとの距離を縮めることができました。できない理由を探すのではなく、できる方法を見つけることが大切だと考えています。

学業から得た知見・教訓を実習中の看護行為に反映したこの事例は、読み手に強烈な印象を与えるでしょう。制約の多い実習での実践は、担当看護師等への説明を含め、文字どおり挑戦であったことを物語っています。

このエピソードは、面接での質問（看護実習における印象深い事例）に対する返答、小論文での具体事例になる内容です。担当看護師が納得した状況を説明できれば、判断力と行動力が高く評価されることでしょう。

テーマ「自己PR」の具体例

提出文 ①

私は、目標に向かって努力し続けることができます。高校時代は、人前で極度に緊張する傾向があり、改善のためにダンス部に入部しました。文字通り初心者であったこともあり、当初は練習についていけず悔しい思いもしました。練習と努力を重ね、3年生の夏には全国大会に出場することができました。練習と努力が、人前での緊張を取り除いたと思います。看護師の目標もまた高く持ち、スキルアップ・キャリアアップを目指し、練習と努力を重ね、より質の高い看護を提供できるように精一杯努めます。

貢献できる看護師を採用するわけですので、自分の強みを述べることは重要な要件です。「○○をして、できなかった□□ができるようになった」のように自然体で誇張のない表現は、読み手の心に響きます。

多くの学生が、対外的な大会やイベントへの参加を取り上げる傾向にあります。次ページのPR文章、第3章81〜85ページの小論文（自慢できること・ほめてあげること）のように、日々の生活のなかから自慢できることを述べることもできます。要点は、奥ゆかしさが伴った自然体の文章になることです。

提出文 ②（400字以内）

私の強みは、周りの人と協調して課題に取り組めることです。

この強みが身についたのは、高校時代での吹奏楽部の経験によるものだと考えます。私は合奏のまとめ役として、学生指揮者に任命されました。楽器の音色をメンバー全員でホールの隅々まで響かせるためには、学生指揮者の存在が重要です。パートごとの主調や解釈の違いを埋めていくことに腐心することもありました。指揮者を経験して学んだことは、まとめ役となる人には、他者の意見に耳を傾ける「謙虚さ」とその後の「決断力」が必要で、そのことがメンバーの結束につながるということです。

医療において、患者様に最適な医療を提供していくためには、医療従事者間のチームワークはとても重要なことです。強みである協調性を生かし、貴院のチーム医療に貢献したいです。

簡潔で、わかりやすい自己PRになっています。特に次の４点が効果的で、力強い自己PRです。

①小論文と同じように三段構成にしています。
②第１段落（第１文）で核心部分を述べています。
③経験から得られた強み（協調性）の説明が具体的です。
④協調性はチーム医療に求められると意味づけしたうえで、

病院に貢献できると述べています。

「趣味」と「志望の動機」

提出文 **趣味**

音楽鑑賞（特に関西のレゲエが好きで、時々ライブに行きストレスを発散します。）

提出文 **志望の動機**

私は、患者様一人一人を理解し、寄り添った看護を行いたいと考えています。貴院には集中治療室がなく、術後は病棟で患者様と接するため、術後早期から患者様やご家族の方に寄り添えることに魅力を感じました。

また、インターンシップに参加した際、忙しくてもベッドサイドではていねいにケアをする看護師さんの姿を拝見しました。短時間であっても笑顔で接することで、患者様からも信頼されるのだと思いました。貴院であれば、私の目標とする看護ができると考え、志望させていただきました。

この学生の質問です。

面接で、関西を志望する理由を聞かれた場合、どのように応えてよいのかわからない。

大好きなレゲエを理由にするには評価されないのではないかと心配なのです。しかし、「自己紹介書」には正直に書きたいのです。「仙台は遠いですね。大阪の病院を選んだ理由は何ですか」。さて、遠隔地にある病院を志望するみなさんは、どのように応えますか。ESに書いた志望の動機は、極めて一般的です。仙台市内にもあるいは仙台市近郊にも似たような病院は複数あります。個別固有の志望動機になっていません。筆者は、次のような提案をし、再考を促しました。学生は腑に落ちたのでしょう。にっこりと笑ってうなずきました。

内定通知を受け取った時の報告では、レゲエの話題はなかったと話していました。「採用はダメかと思っていました。内定を頂けたのは、小論文のおかげです」と、小論文に手応えを感じていたようです。

例示

私は、レゲエ音楽が好きで、時々ライブに行きます。好きな趣味を楽しむことは学業のオンとオフの切り替えになっています。大阪は、レゲエ音楽が充実しています。大阪に根づいている文化に親しむことは、大阪の人々の生活に馴染むことであり、病院においては、患者様の日常を理解した看護につながると考えています。仕事のオンとオフ、患者様の内面に寄り添う看護ができる大阪が働く場所であると考え、志望しました。

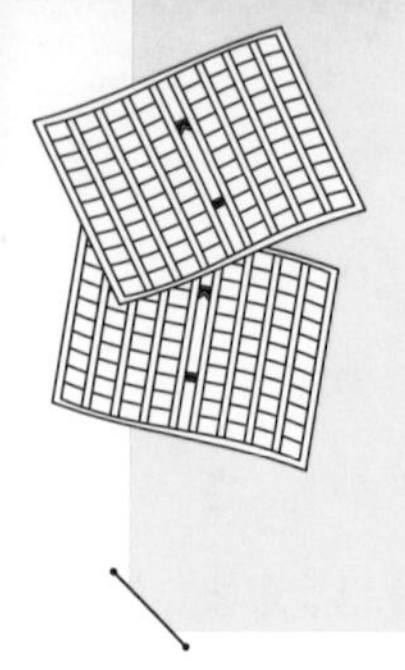

面接

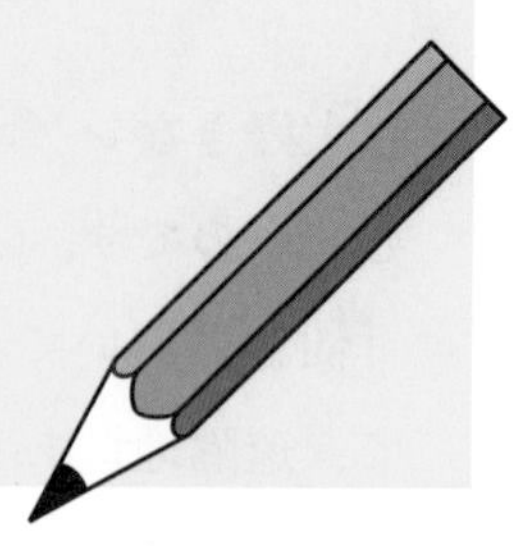

想定質問とキーワード

面接は試験で最も重要視されます。対面によって多くのことを感じられるからです。「目は口ほどに物を言う」「目は心の鏡」とも言います。前者は、目は口で言うのと同じくらい、人の気持ちを相手に伝えることができるという意味です。後者は、目を見るとその人の心のほどもよくわかるという意味になります。面接官は百戦錬磨ですので、一瞬で、あなたを看破するでしょう。

しかし、恐れることはありません。心底慕って選択した病院です。採用されたいという純粋な気持ちで臨めば、表情に表れます。何より、履歴書やESの作成を通して確固たる看護観をもち、病院の経営方針をふまえています。不安を感じることはありません。

質問に対する答えを暗記するのはNG!

一方、対策段階から不安を呼び込む学生もいます。模擬面接から見える誤った取り組みです。想定する質問についての応答を文章化し、そらんじて応えようとしています。決して、これを真似してはいけません。このような学生に共通していることは、文字を思い出すことに集中し、目が左右に動くことです。言葉に詰まった時、思い出すまでに鼓動が聞こえるほどです。文章化することは間違いとは言いません。しかし、そらんじて述べることはやめましょう。聞き手に話しかけるように目を見て応えるのです。面接官の発する言葉の雰囲気を感じ取って応えるように心がけましょう。言葉や文章には背景があります。あなたが想定した質問の背景が、面接官の質問の背景と寸分違わず同じことはまずありません。文章化してもそのまま使えることはないと思ってください。そらんじたことによって起きる違和感は評価を下げます。面接官の質問の意図をくみ取って応えることが大事なのです。

想定質問に対するキーワードをメモする

筆者は学生たちに、想定質問に対するキーワードをメモするように勧めています。質問の核心に応答すればよいからです。少し乱暴に表現するならば、アドリブでよいということです。そらんじた言葉には力がありません。表情がこわばってしまいます。一方、アドリブは、言葉をリアルタイムで選択していますので、真剣な表情となって面接官の眼に映ります。誠実さが伝わります。文章を思い出す必要もなく、目が泳ぐこともなくなります。どっしりとした安定感のある応答は好評価につながります。

想定質問との対話

少し具体的に述べていきましょう。性格（長所・短所）は履歴書とESに共通してみられる項目です。提出書類にすでに書いているからといって質問がないとは限りません。もちろん、読めばわかるわけですので、そのものずばり質問するようなことはないでしょう。たとえば、看護実習や日常生活での具体的な場面と関連づけた質問になります。「あなたの長所は○○とありますが、看護実習で発揮された場面がありますか？」あるいは、「あなたの短所を言ってください。また、短所とどのように向き合っていますか。」などの質問も想定しておくとよいでしょう。大学ノートの右ページにメモした経験やエピソードが語られることになります。履歴書やESを作成することは、自分自身と向き合う時間と言いました。自分のよさ、特長に気づき、伝える用意をしておきましょう。

質問に対し、「短所は神経質なところです。短所を改善するように日々心掛けています。」と答えたとします。面接官はどのように受け止めるでしょうか？　この言葉からは人柄が伝わりません。「気難しい人かな？」と、マイナスの印象を抱くかもしれません。ありきたりな表現は避けましょう。私という人柄を伝えたいものです。あなたがとらえている短所と対話してみてください。たとえば、あなたの神経質は、改善すべきことばかりですか？　取るに足りないものですか？　この神経質な個性で、あなた自身が救われていることはありませんか。日常を振り返ってみましょう。視点を変えてとらえ直すことによって、よさとして見えてくることがあります。

①提出期限や待ち合わせ時刻に遅れることがない。

②友達から作業がていねいだと言われる。

③日常生活にセーフティーネットをもっている安心感がある。

いかがですか。ネガティブに思い込んでいることも、ポジティブにとらえ直すことによって、短所を長所に変えることができます。長所や短所を性格上のよしあしととらえるのではなく、個性としてとらえ、丸ごとの自分として肯定的にとらえるならば、次のように応えることもできます。

「短所としては、神経質かなあと感じることがあります。友達からは、なんでもていねいだねといわれることが多いので、神経質でいることが幸いしているのかもしれません。看護師としてもこの個性を発揮し、医療事故の防止に努めていきたいと考えています。」

想定質問で対話することは自分自身に向き合うことです。よしあしの二極でとらえず、個性としてとらえ直すことによって看護観の説明につながることもあります。面接の準備は、自分自身との対話です。履歴書やESに記載する看護観や看護師としての理念に大きくかかわる取り組みになります。履歴書、ES、面接は小論文の作成と密接に関連しているのです。

応答の要点と時間

応え方のポイントは、「簡潔」です。先に結論、核心部分を述べ、その後に理由を話します。これは、小論文の構成と同じです。応答の時間は、質問内容によって異なるものの、長くても60秒程度にとどめましょう。面接時間が8～10分であれば、この長さでの応答は１～２回にしましょう。

好意的な面接官の特徴

面接官が応答に好意的に反応しているのか、それとも関心をもってもらえないのか気になるところです。残念ながら、夢中に応えているあなたには面接官の好感度を感じ取る余裕はありません。しかしながら、好意的に受け止められている場合、面接官にある特徴が表れます。応答を受けて質問されたならば好意的に受け止められていると考えてよいでしょう。このことからも、応答時間は簡潔にし、もう少し聞いてみたいと思われるような説明にしたいものです。

応答に困る質問への対応

質問のなかには、即答できないものや応答に困るものもあります。たとえば、「看護職の倫理綱領第３条を説明してください」、「最近読んだ小説のなかで印象深かった作品について話してください」。さて、どうしましょう。目の前が真っ白になりますか。

素直に答えることが一番よい

慌てることも、案ずることもありません。謙虚に答えるだけです。「すみません。（勉強不足で）即答できません。退室後、すぐに検索し、調べます。」答えられないことをひねり出そうとする必要はありません。採用試験は、知っていること（知識量）を聞き出そうとしているだけではありません。対応能力を評価しているのです。入職し、課題に対峙した際、解決できる工夫や熱意があるかどうか見極めているのです。謙虚にそして誠実に応えることです。読書についても同じです。実習、就職試験、国試対策で忙しく、専門書と実用書を手放せない日々のはずです。そのことを素直に伝えるとよいのです。「ここ一年、読んでいるのは専門書と実用書です。今の忙しさが一段落しましたら読もうと思っています」。読もうとしている小説があるのであればそのタイトルを言ってもよいでしょう。「積ん読（つんどく）」している本がなければ、興味・関心のある作家名でもよいでしょう。

ちなみに、看護職の倫理綱領（公益社団法人日本看護協会）の第3条は、「看護職は、対象となる人々との間に信頼関係を築き、その信頼関係に基づいて看護を提供する。」となっています。

予想外の質問への対応

入職後の配属希望と異なる領域（診療科）の可能性を言われることもあります。「希望の領域にならない場合もあります。それでもよいですか」。第3希望まで書いたのであればそのいずれにはなると考える人もいるでしょう。しかし、予想・予測に反するのが面接です。この質問は、知識に関するものではありません。判断に関する質問です。優柔不断な態度は禁物です。どのように応答しますか。「はい、わかりました」。あるいは、「はい、わかりました。どこの診療科でも一生懸命務めます」。とっさの場合は、後者の応答が精いっぱいでしょうか。模擬面接で返された学生の言葉です。参考にしてください。「将来的には、第一希望に書きました母性に従事したいと考えております。しかし、新任、新卒数年は、多くのことを学び吸収する必要がありますので、どの診療科に配属されても一生懸命務めます」。優れた応答に思わず拍手をしました。描いたビジョンをもとに自身の主張を言いつつ、経営者（他者）の立場を受け入れる柔軟さがあります。新人看護師に必要な研修に対する認識と意欲の双方が伝わってきます。

想定外の質問であれば、面接官の発言を受け入れつつ自分の考えを伝えることです。面接会場でもアサーティブ*な関係が築ければベストです。

表情・声など

次のおまじないをします。効果抜群です。試験日まで、毎朝鏡の中の自分に向かい、笑顔で話しかけること。にっこりと笑顔になって「○○さん（自分の名前、愛称）、今日もがんばろうね。」鏡の中のあなたが微笑んできます。そのことによって、あなたはもっと笑顔になります。これがおまじないです。笑顔になることによって声に張りが出ます。落ち着きが出て、滑舌がよくなり、刮目（かつもく）（強い関心を持つこと）になるおまじないです。面接直前にもするように勧めています。控室に他の受験者がいる場合は、両手で顔を覆い、笑顔をつくって心の中で語りかけるのです。

試験が終わり、報告に来た学生です。「先生ずっとやってきま

---

*：アサーティブ（assertive）
→「自己主張すること」という意味。アサーティブ・コミュニケーションとは、先方を尊重しつつ、適切な方法で自己表現を行うコミュニケーションのこと。

した」、「効果ありました」、「試験当日、緊張がほぐれました」。これらは、学生の生の声です。絶大な効果があったようです。もちろん、国試対策を含め、勤務にも通じるおまじないです。

ふろく①

学生座談会

ここでは、実際に筆者に小論文および面接の指導を受けた学生（すでに卒業）に、役立ったことや得られたことなどについて話してもらいました。

小論文・面接対策から得られたこと

Aさん：私は面接に自信がなかったのですが、先生から多くのよいアドバイスを頂きました。最も効果的だったのは、“自分に自信をつける方法”です。

1日1回鏡に向き合います。そして鏡に映る自分に対して「大丈夫、大丈夫、私はできる！」と言い聞かせます。これは大きな効果がありました。余計な考えがスッと抜けて、看護師国家試験と病院の就職試験のどちらもリラックスして臨めました。

Bさん：私は先生から小論文の書き方を教えて頂きました。その内容が、病院の保健師就職試験で50分間のグループディスカッションがあった際、会場で役立ちました。自分の考えを的確に伝える書き方を学んだことがグループディスカッションにおいて、他者の発言をふまえて自分の考えを述べる場面でも役立ち、臨機応変に対応できました。

Cさん：小論文を書くことで自分と向き合える。書けば書くほど考えがスマートになるよ（一同納得）。

Dさん：私は小論文がとても不安でした。このため就職試験にかなり先がけて、20回ほど先生に添削指導して頂きました。

「序論・本論・結論」といった小論文の形式を学び、これに則ったうえで、自分が訴えたい内容を書かねばなりません。それには、「自分は相手に何を訴えたいのか」を考えねばなりません。

その際に大切なのは、出題者の意図を汲み取ることです。“病院はそのテーマを出題することで、受験者から何を聞き出したいのか”をよく考えます。

この点を突き詰めながら小論文の練習を重ねるうちに、ただ『受かりたい』から『自分のことを相手に知ってほしい』いう気持ちに変わってきました。

細かな点では、文字をはっきり書く、語句の使い方を考えるといった工夫をすると、熱意の伝わり方が変わることにも気づきました。今後、看護記録を書く時や日常生活でも役立ちそうです。

同じことは面接にも言えます。自分の表情や話し方、声の大きさはどう見えるのか、相手側に立って意識することが大切です。

Eさん：小論文において、自分が訴えたいことを自覚するには、自己分析から始める必要があります。ところが私は、自分のよい点と悪い点を考え出したら、それらと向き合い過ぎて、試験直前期に少し混乱してしまいました。

しかし、先生が「ここは大丈夫」「ここはもう少し」「ここはあなたの良いところ」といったように具体的にアドバイスしてくださったので、それが精神的な支えとなって小論文試験に臨めました。

Ｆさん：僕の小論文対策は、Ｃさんと一緒に、基礎的なことを教わるところから始まりました。彼とは普段からいろいろと話し合っているものの、看護観や目指す看護師像などについて、質問したり議論したりすることはなかったです。しかし、先生の質問に答えると、彼は、先生以上に質問を重ねたり解釈を加えたりするのです。Ｃさんのおかげで、さらに多様な視点から深く考える時間にもなりました。小論文のテーマが決まってから個別に指導を受けました。

Ｇさん：私は、国試対策でもそうですが、一緒に勉強する人がとても大事だと思っていて、友達と勉強してきました。一人で勉強している時は、自分のやっていることがどこまでできているかわかりません。みんなの中で自分はどれくらいなのか不安にもなります。友達と勉強することによって、聞くこともできるし不安も解消します。お互いに共有することで、一緒に合格したいという気持ちにもなります。友達と対策に取り組むことでモチベーションが高まりました。

ふろく②

実際にあった

小論文のテーマ・面接での質問

学生の採用試験の報告をもとに、
小論文のテーマや面接での質問などを
抜粋してみました。試験終了後のメモや
記憶をもとにしていますので、
一言一句正確ではありませんが、
大いに参考になるでしょう。
面接時間はおよそ10分です。

A病院

1 小論文テーマ、時間、字数等

「看護者の倫理綱領（資料あり）から一つ条項を取り上げ、あなたの意見を述べよ。」（※「看護者の倫理綱領」は、2021年3月に改訂され「看護職の倫理綱領」となっています）

30分。400〜600字。マス目。

2 面接、主な質問事項等

- 看護師を志望する理由
- 当地（A病院の所在地：関東）での就職を志望する理由
- 入寮希望の有無
- 当地で就職することへの親の意見
- 実習で大変だったこと
- なぜ本院ではなく分院である当院を志望したか
- 自己紹介 など

3 その他の試験、課題

- グループ面接（新しい取り組み）
- テーマ「移民制度についてどう思うか」賛否を求める。
- グループの人数8名。リーダーは自己推薦で決める。

B病院

1 小論文テーマ、時間、字数等

「地域包括ケアシステムにおける大学病院の役割について」 40分、400字。罫線用紙。

- **病院側の説明：**

看護部長が同じであれば、昨年度と同じテーマの予定であった。看護部長の交代に伴ってテーマが変更されている。

2 面接、主な質問事項等

- 自己紹介（名前、学校名）
- 当院を志望する理由
- 看護師を志望する理由
- 当院は忙しい病院である。希望していない診療科でもやっていけるか（人事担当）
- 当地（B病院の所在地：関東）での就職を志望する理由
- 親元を離れることについての親の意見
- 大学附属病院が複数あるなかで、本院を志望する理由は何か
- 当院を何で知ったか　など

3 面接試験の実際

- **面接についての病院の説明：**

受験者数が例年より多いので、遠方から来ている人の帰り時刻を配慮し、グループ面接とする。

- **面接官：**

人事担当1名、看護部の2名。3名ずつ入室。

- 受験生は同じ質問を問われる。答える順番は質問によって変わる。

C病院

I 小論文テーマ、時間、字数等

- 以下の2題から選択する。

「患者の意思決定を支える看護について、あなたの経験から考えを述べなさい」
「社会情勢を踏まえ、看護が果たすべき役割はどのようなことか、あなたの考えを述べなさい」
60分、800字。

2 面接、主な質問事項等

- 面接官3名（人事部1名、看護部2名）12分程度
- 遠くから来ましたね、交通手段は何でしたか
- 遠くの職場で、親は反対しませんでしたか
- アルバイトで何を学びましたか
- 新人教育で学んだことは何ですか
- 看護師を目指したきっかけは何ですか
- 看護師になるにあたっての不安はありますか
- 救命救急は非常に大変です。どのような心構えで乗り越えますか
- 実習で印象に残ったエピソードは何ですか
- 認定看護師を目指す場合、どの分野を希望しますか
- もし、当院の内定を取れなかった場合は次を考えていますか
- 質問があればどうぞ。

  ──→内定後の集まりの有無、当院における国試対策の有無などについて質問した。

3 その他の試験、課題

- 適性検査132問（三者択一）

D病院

I 小論文テーマ、時間、字数等

「看護観」　30分、400字

2 面接、主な質問事項等

- 自己紹介
- 携帯をなくしたらどうしますか
- 携帯が使えないとしたらどのよ

うに勉強しますか

- 誰にも負けないことは何ですか
- 友人からどのように言われていますか
- 希望する配属先（診療科）はどこですか
- 看護師を目指すきっかけを一言で言ってください
- 体力に自信ありますか　など

E病院

1 小論文テーマ、時間、字数等

「理想と現実とのギャップをどう埋めるか」。このことについて、あなたの考えを述べなさい。50分、800字

※事前に告知されていたテーマに変更なし

2 面接、主な質問事項等

- 面接官は2名（人事部1名、看護部1名）
- 東日本大震災のこと
- 看護師を希望する動機について
- 学生時代のボランティアについて
- 志望動機
- 当院におけるインターンシップの印象について
- 他院のインターンシップには参加したか、併願はあるか
- 希望する診療科について（その理由も）
- 一人暮らしは大丈夫か
- 入寮希望の有無
- 当院を志望した決め手は何かなど

3 面接試験の実際

- 受験者が多いということで、急遽2名ずつの面接となった。

- 応募時に提出した「自己紹介書」に基づいた質問が多いと感じた。
- 小論文の作成時間は90分と説明されたが、作成の途中に面接があり、時間はアバウトであった。作成する時間は十分にあった。

F病院

1 小論文テーマ、時間、字数等

「10年後の自分に送る手紙」

50分。字数制限なし。A4判レポート用紙

2 面接、主な質問事項等

- 面接官2名(師長、副師長) 10分程度
- 本日の試験についての感想
- 当院が最初の試験か、併願はあるか
- 通勤方法
- 健康状態
- 喫煙の有無
- 志望理由
- 看護師を志望した動機
- 質問があればどうぞ

  ⟶F病院における男性看護師の割合について質問した。

3 その他の試験、課題

- **一般教養:**

漢字10問

- **専門:**

看護師国家試験の必修問題程度30〜40問

G病院

1 小論文テーマ、時間、字数等

■下記2題から選択する。
「赤十字活動について思うこと」
「超高齢化社会における看護職の役割について」
60分、A4判2枚、横罫線、幅広

2 面接、主な質問事項等

■面接官3名　15分程度（A看護部長2問、B院長2問、C事務部長4問）

A：インターンをした際、赤十字活動と思える場面があったか。
：実習中の実習生同士のチームワークについて。

B：看護師になろうとしたきっかけ
：（成績表を見ながら）当院は電子カルテ等PC機器の活用を図っていくことになるが、情報処理は大丈夫か。

C：履歴書にボランティア活動とあるが、いつからやっているか。
：吹奏楽で学んだこと
：大学への通学はどのようにしているか
：就職後の通勤はどのようにするか

H病院

1 小論文テーマ、時間、字数等

「自分がなりたい看護師像」　45分、800字

2 面接、主な質問事項等

■集団面接（3名）
■面接官4名（3名が質問）
（※質問ごとに答える順番が変わる）
■どういう看護師になりたいか

- 希望する診療科はあるか
- 看護師にとって何が大切か
- 仲間とチームについて、それぞれどう思うか
- どういう人が苦手か
- 自宅からの通勤を希望するか

I病院

1 小論文テーマ、時間、字数等

「座右の銘とその理由」

30分、400字〜600字、横書き

2 面接、主な質問事項等

- 志望動機
- ストレス解消法
- (事例)友達と買い物をし、家に帰ったら500円不足していると気づいた。あなたは、どのようにしますか。
- (履歴書を見ながら)趣味は?
- (同上)当院での実習についての確認、診療科および印象的な出来事
- 今まで頑張ったことは何か。(応答後)何に気をつけてきたか
- あなたから質問はありますか
- ほかに何かありますか

3 その他

【小論文試験の実際と、受験した学生の答案の概要】

- 9:00集合、9:20小論文開始〜9:50
- ユニフォームの採寸、その後任意に過ごす時間
- 面接は16:30から　6時間の待ち時間は精神的に疲れた。
- 小論文「座右の銘」:千里の道も一歩から。

序論の内容:

困難を感じる場面でもまず一歩か

ら始めることにしている。

本論の内容：

筆者からの「中学校での経験はインパクトが小さい」との助言を思い出し、老年実習での経験を取り上げた。脳梗塞、失語症の患者。毎日挨拶を繰り返す。一緒にいる時間・空間を大切にした。患者に発語がみられるようになった。

結論の内容：

看護師として困難なことに出会うと考える。できることから始め、よりよい看護を提供していきたい。これからもこの言葉を大切にしていきたい。

【面接試験の実際と、受験した学生の回答例】

■ **面接：**

入室と同時に名前を聞かれる。面接官4名（副看護部長2名、師長、人事担当）それぞれから質問がある。荷物を置く場所もあった。入室直後、名前を聞かれた。着席と同時に面接官一人一人が自己紹介。一人一人に「よろしくお願いします」とあいさつする。質問の前に（履歴書を見ながら）、出身高校および大学名を確認される。

■ **質問「ストレス解消法」について：**

想定していなかったので動揺した。次のように答えた。「身体的に疲れているようであれば睡眠時間を多くとります。疲れていないようであれば、友達と買い物を楽しみます。」答えている最中動揺していた。

■ **質問「（履歴書を見ながら）趣味は？」について：**

語尾がはっきりせず、質問かどうかもわからなかった。「バトントワリング」が室内でできないという前提で確かめたのではなかろうかと考え、「簡単な技は部屋で、難しい技は外でしています。」と補った。

■ **質問「今まで頑張ったことは何か」について：**

アルバイト。全国大会に出場。「アルバイトで気をつけたことは?」と重ねて質問された。

- **質問「ほかに何かありますか」について:**

「大丈夫です。」と答えたもののこれでよかったのか不安であった。「ほかに質問はないか」と聞かれたと解釈した。友人に聞けば、「一生懸命頑張りますのでよろしくお願いします。」と答えたと聞き、内定はないと考えてしまった。

J病院

I 小論文テーマ、時間、字数等

「あなたがこれまでに経験してきたことの中で、一番成長したと思うこと。また、これを今後どう生かしていこうと思うか。」 60分、800字

- 試験前に、「800字をめやすに書いてください」と話された。原稿用紙は、3枚1200字分あり A3判、裏にもマス目あり 横書き

2 面接、主な質問事項等

- 家族が多くて大変ですか
- 自己PRに「観察力」とあるが、それはどのような能力か。また、どのようにして身についたか
- がんセンターは大変だが、なぜ志望するのか
- 「寄り添った看護」は言葉では簡単だが、どのようにすることか
- あなたのストレス解消法は?
- 病院での仕事に不安なことはあるか、たとえば夜勤などはどうか
- 自己PRをしてください など

3 面接試験の実際

- 面接前に「面接カード」に記入。「考え過ぎずに書いてください」

との説明あり。

■**内容：**

家族の名前、年齢。小学校から大学までの校名。志望動機。自己PR。資格。他院の受験の有無と合否、併願の有無。関心のあること。特技。ほか、面接カードに基づく質問。

■**面接での質問「自己PRに観察力とあるが、どのような能力か。また、どのように身についたか」について：**

アルバイト先でお客様の立場で考えていることで身についたと考える。

■**面接「なぜ志望したのか」について：**

実習で患者様との関わりのすばらしさを目の当たりにした。自分の目指す看護師像を実現できると考え志望した。

■**面接での質問「寄り添った看護」について：**

常に明るい表情で接する。暗い表情の患者様には声を掛ける。

■**面接での質問「ストレス解消法は?」について：**

（看護師の）姉からいろいろ聞いており、心構えはできている。

■**面接での質問「自己PRをしてください」について：**

2つ目の質問で話したつもりでいたので非常に動揺した。多職種連携等でのコミュニケーション能力があると考えている。入職を強く願っている。

K病院

I 小論文テーマ、時間、字数等

「人間関係づくりにおいて配慮していること」

60分、800字、縦マス

2 面接、主な質問事項等

- 集団面接　3名　20分程度
- 試験官4名　皆が同じ質問に答える。答える順番は質問によって変わる。
- 勤務後の交通手段は？
- （履歴書にある部活動から得られた内容を見ながら）活動の動機は何か
- 座右の銘は
- アルバイトの経験の有無
- 実習で大変だったこと、楽しかったこと
- 今の時点で思っている今後の課題　など

3 面接試験の実際

- **面接での質問「座右の銘」について：**

「困難は乗り越えられる人にのみ現れる」。辛い場面に出会ったときはこの言葉を思い出して向き合うことにしている。

- **面接での質問「今後の課題」について：**

保健師の資格も取りたいと考えているので、看護師の資格と両立するように国家試験対策をすること。

あとがき

新型コロナウイルスによって、日常生活は様変わりしています。学生の皆さんの不安と戸惑いは想像に難くありません。「密」を避ける行動は、学生生活に大きく影を落としています。対面による協同的な学び、病院や施設等での実習、学費・生活費を得るためのアルバイト、仲良しグループでの歓談、実家への帰省等々、かけがえのない生活が奪われ続けています。専門性を身につけるにも、社会性を磨くにも難儀な日々です。規制や制限のあるストイックな生活が続いています。

コロナウイルスに関する報道は、まるで日課の如く行われており、非日常が日常に取って代わった状況です。異常な日常は海外からも届きます。洋の東西を問わず、リーダーが発する国民・市民へのメッセージ、そのことに対する国民・市民の反応もあります。国家間の非難の応酬や自国民同士の対立も珍しくはありません。優先すべきは命か経済活動かの議論も真っ向から対立しています。あたかもコロナウイルスが人類を翻弄し、人類が獲得してきたコミュニティ社会を分断しているかのように映ります。

重苦しい空気が蔓延する中にあって、心温まる報道もあります。医療現場で奔走する医療従者の奮闘を伝えるものです。医療の逼迫が指摘・危惧される状況下、自身への感染リスクを背負いながら献身的に治療・看護を続ける姿には心打たれます。感染拡大がもたらす命の選別が起きないことを願いながら、心の中でエールを送っています。最前線から届く医療従事者のメッセージに、一人一人の命の重さを痛感し、医療従事者の皆さんと心を重ねる時間にしています。

コロナ禍にあって、一個人としてできることは何か。国難ともいえる困難な状況にどのように向き合うか。多くの人が、問いと向き合いながら生活しているに違いありません。自分事として課題に向き合い、在り方を自問自答するこの状況は、東日本大震災直後によく似ています。被災者はもちろんのこと、困難な状況を受け止めた人々は、自分事として生き方・在り方を自問自答しました。学生のみなさんも同じように、この１年、どのようにこの困難に向き合うかということを考えてきたはずです。私は、3.11で経験したことの中に解決の糸口があるように考えています。当時の様子を拙著「地域とともに歩んだ学校」から一部引用します。

震災後、物の見方が変わったり価値を再発見したりする方が多くいます。「蛇口の水やガスの炎に働く人の姿が浮かびます。」「大きな学生ですらかわいく、子どもをいとおしく感じます。」マグニチュード9.0の巨大エネルギーは、大地のみならず、互助共助の精神や感謝、慈しみの感情など、他者に対する人の精神構造をも揺らし、現代人が忘れかけていた価値を心の地層から掘り起こしています。私自身も揺らされた一人です。

地震直後、避難所運営をする職員に語ったことの一つは、おもてなしの心をもって避難者に接してほしいということでした。本校には、旅行や帰宅途中の避難者が多くいました。偶然に仙台で被災した人々です。避難所生活イコール仙台の思い出となり、忘れられない体験になるでしょう。不安な気持ちを和らげ、不自由を補うのは思いやりです。不安や不自由を少しでも払拭するための心遣いを職員に求めました。仙台人の真心を示すように職員に語りました。

先月と今月、旅行や出張のついでに来校する方がありました。避難所生活での対応に感謝の気持ちを伝えたいとの理由です。避難所運営をされた地域の方々や職員のおもてなしの対応に心打たれたと言います。ツイッターで、本校の避難所運営が評判だったという情報が関係機関やマスコミに伝わり、今月４回の取材を受けています。地域での取組が人々の心に響いた証です。心が形に表れ、人々の琴線に触れたのだと思います。

（2011年６月24日）

「他者を思いやることが励ましであり、困難を乗り越える力である。」これは、心の中に刻んでいる教訓の一つです。私たちが持ち合わせている思いやりは、今こそ医療従事者に向けられるときだと考えています。自分自身の健康や命を守ることは、他者の健康や命を守ることと同じです。医療従事者の献身的な医療・看護行為に思いを馳せ、感染予防に努めることが求められていると考えます。一人一人にできる医療従事者への思いやりを形に表すことで、医療従事者の負担を軽減し、医療崩壊の危機を回避することです。

看護師・保健師を目指す学生の皆さんにとっては、厳しい環境下での就職になります。COVID-19は、歴史に残る感染症です。「戦後から災後」と言われた東日本大震災のように、社会のしくみや生活を変えるターニングポイントとして取り上げられることになるでしょう。「災後からコロナ後」の時代と言われるその時、人類は何を教訓として後世に引き継ごうとしているのでしょうか。今私たちは、歴史に残る大きな出来事の真っただ中にいます。歴史を変えるのも、加速させるのも一人一人の意識と行動です。それが歴史の１ページになっていきます。この瞬間にも、医療従事者が向き合っている救える命への使命感を理解し、弱者や要支援者を優先して考え、行動できる価値観を教訓として残したいものです。

ワクチンの効果とさらなる開発に大きな期待が寄せられています。国、自治体レベルでの施策にも実効性を期待したいものです。同時に、一人一人の思いやりがコロナ終息につながることを願ってやみません。

学生の皆さん、自分自身の夢や強み、特性などをふまえて熟慮し、進路を選択してください。医療従事者、そして、看護師・保健師を目指すみなさんに感謝の気持ちを伝えあとがきとします。

著者紹介

渡部　力（わたなべ　つとむ）
東北文化学園大学基礎教育センター特任教授

1978年３月、宮城教育大学卒業。仙台市立の小学校、仙台市教育委員会等に勤務。2014年３月、仙台市立小学校（校長）定年退職。2016年４月から現職。学生とマンツーマンの対話を重ね、基礎的な小論文のテクニックを解説し経験から使えるアイディアを引き出すなど、学生の目線に立ったていねいな指導が特長。著書『地域とともに歩んだ学校』等。

看護学生のための小論文作成講座　　定価（本体2,000円＋税）

2021年６月30日　　第１版第１刷発行

著　者　渡部　力©　　〈検印省略〉

発行者　小倉啓史

発行所　株式会社メヂカルフレンド社

〒102-0073　東京都千代田区九段北３丁目２番４号
麹町郵便局私書箱48号　電話(03)3264-6611　振替　00100-0-114708
http://www.medical-friend.co.jp

Printed in Japan
落丁・乱丁本はお取り替えいたします　印刷／三共グラフィック㈱　製本／㈲井上製本所
ISBN978-4-8392-1677-1　C3047　　107100-253